懸崖邊的幸福

10位抗癌鬥士的愛與勇氣

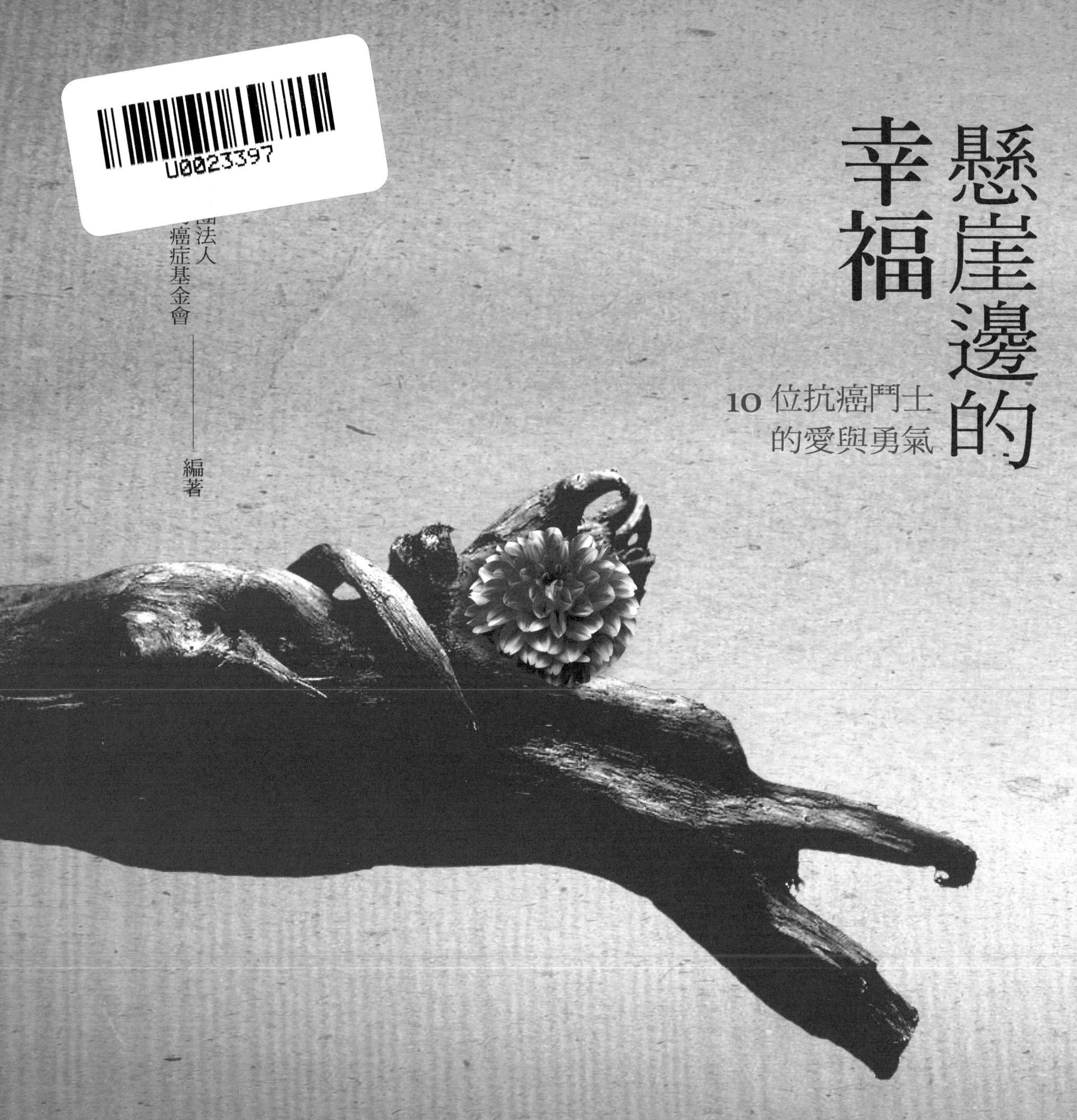

團法人
癌症基金會
編著

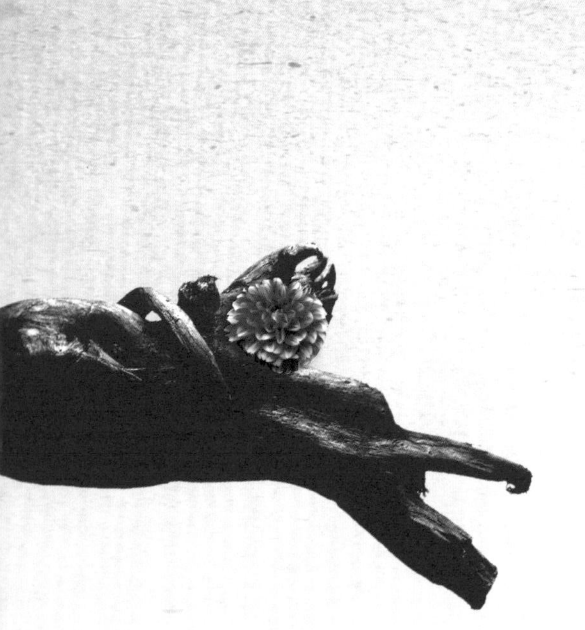

面對生命突如而來的艱難，
轉念，即是天堂。

抗癌鬥士獎座意涵

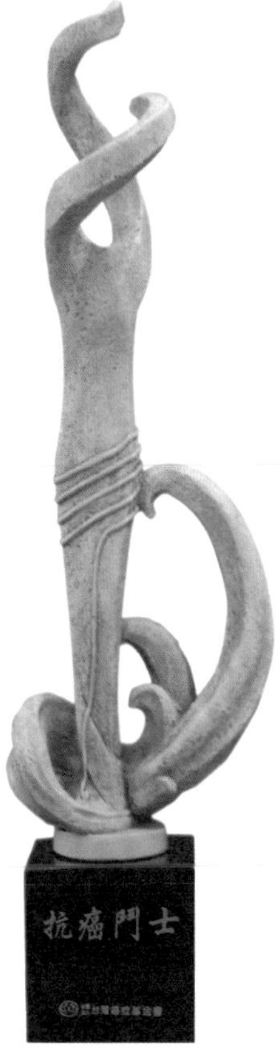

台灣癌症基金會，為表達對抗癌鬥士與癌奮戰精神的最高敬意，特請藝術家設計出極富意義且兼具藝術意涵的獎座。

一、主體造型

為聳立於波濤洶湧海浪之中挺拔人像，象徵著癌友堅韌生命力，即使在驚濤駭浪中，仍不畏艱難，昂然挺立，不被擊倒。

軀幹纏繞的繩索，寓意著曾被疾病綑綁的身軀，或許曾被病魔所困，卻能與癌和平共處，進而化為點綴生命的註記。

主體造型頂部為舞動的雙臂，壯碩而有力，猶如與病魔的搏鬥操之在己，奮力掙脫出癌病的捆綁，舞出最美麗與自信的人生，再度成為自己生命的主人。

二、材質意涵

堅若磐石的材質，象徵堅毅與永恆，猶如抗癌鬥士堅忍不拔與永不放棄的精神。

米白素色，象徵重新的生命，任由每位抗癌鬥士自由揮灑，做自己生命的彩繪家。

目錄

序

做自己幸福的主人

癌症多年來盤據國人健康頭號殺手，所幸在政府、公益團體多方努力宣導下，人民對「癌症」的態度，終於逐步從隱晦不談，走向勇敢積極面對，尤其近年來在媒體上見到許多健康類型節目，主動談論「癌症話題」，邀請各方專業人士從生活、飲食、運動、習慣、醫療等面向提供正確觀念與做法，最終目的就是要大家重視健康、遠離癌症；更有邀請康復的癌友現身說法，呼籲遵從醫囑、積極治療、正向面對，即使罹癌，人生依然能耀眼如陽、活出精彩。

是的，隨著醫療技術進步，我們對於癌症議題的訴求不再僅是保命，也延伸到關注人與人互動的關係。許多癌症病友除面臨個人生命歷程的轉變，更有的是內化為柳暗花明又一村的體悟，誠如本屆十大抗癌鬥士之分享，在自己身體最危急困惡之時，想到的是如何用更大的愛與勇氣，帶給在低潮的朋友們希望，鬥士們因為走過自己艱辛抗癌來時路，更加能同理體認到那些仍待破繭羽化的冀盼，並透過自己的堅守崗位帶給其他癌友幸福，而基金會也榮幸地得以將他們的愛集結散播，讓這份來自四面八方的關愛能發揚光大並傳承下去。

「抗癌鬥士」徵選活動舉辦至今已邁入第七屆，每屆獲選的十大抗癌鬥士皆不難發現，大家都有一共通性，也是在正確醫療以及

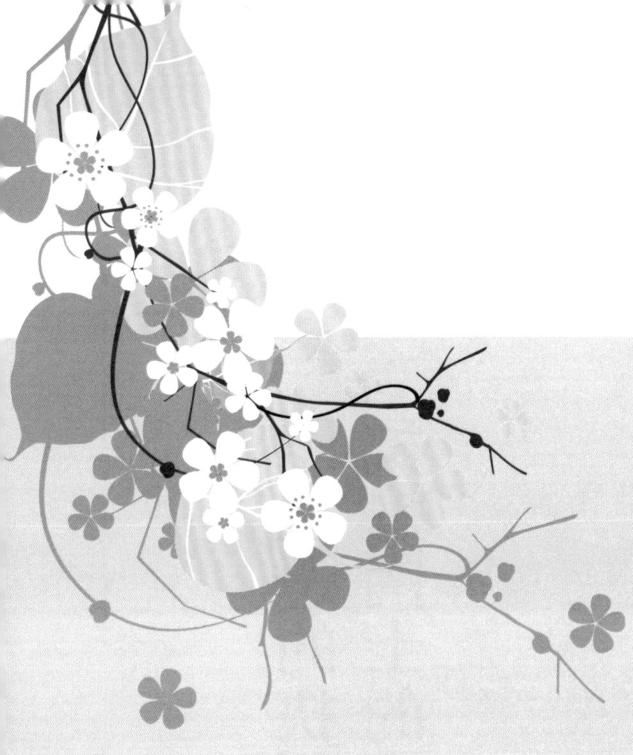

周邊資源協助下，由自身所體現出的最大特點——「愛」與「勇氣」，而這也是金平在多年與基金會一起陪伴癌友走過抗癌路所發現，抗癌成功的最大良藥。本次書籍命名《懸崖邊的幸福——10位抗癌鬥士的愛與勇氣》，並非要大家經歷過大磨難後，才知道愛、享受幸福，而是期望讀者能透過這群鬥士們的分享後，更懂得把握當下，細細品嚐生活中所有愛的滋味，讓你愛的與愛你的人都能敞開心扉擁抱愛並感受幸福。

基金會多年來推動癌症防治觀念的努力已受大眾關注，更呼籲民眾建立對於癌症危機意識的警覺，癌症預防固然很重要，但是罹癌之後的正確醫療、勇敢面對生命挑戰的泰然態度，更是讓金平欽佩。透過這本抗癌鬥士故事系列之第七集，我們希望可以鼓勵更多的朋友，其實不論遇到困境或是病魔的侵襲，出現在我們生命當中自有它的道理與意義！心轉境轉，生命自有其韌性，只要心中充滿愛與勇氣，發覺幸福其實並不難，金平邀請大家一起做幸福的主人。

財團法人台灣癌症基金會董事長　王金平

編前語

懸崖邊的抉擇——抗癌鬥士的愛與勇氣

抗癌鬥士的選拔是台灣癌症基金會的年度大事，今年已堂堂進入第七年，每年此時，我們都會看到一篇篇令人動容，熱淚盈眶的抗癌生命樂章。

對任何一位癌症病人而言，在被診斷的當下不僅要面臨身心的重大衝擊，在治療過程中，更需經歷重重的煎熬與痛苦，面對生命存續的抉擇仿佛置身懸崖邊，必需抗拒「消極放棄」的念頭，選擇「積極面對」的勇氣，才能在這一場戰役中勝出。走過生命的幽谷，在病痛中面對人生的課題，這群鬥士淬煉出更深刻的人生智慧，將癌症視為改變生命的契機，以感恩和愛面對挫折與磨練，並且更積極的以自己的經驗，化為幫助相同診斷病友的行動力，投入社會公益，成為社會上愛與幸福的重要推手。

在眾多的徵選者中僅能選出十位，遺珠之憾年年重演，其實每一位癌症病友都是抗癌鬥士，都有值得學習的抗癌歷程。隨著癌症治療技術和藥物的進步，癌症是有機會治癒的，因此基金會出版抗

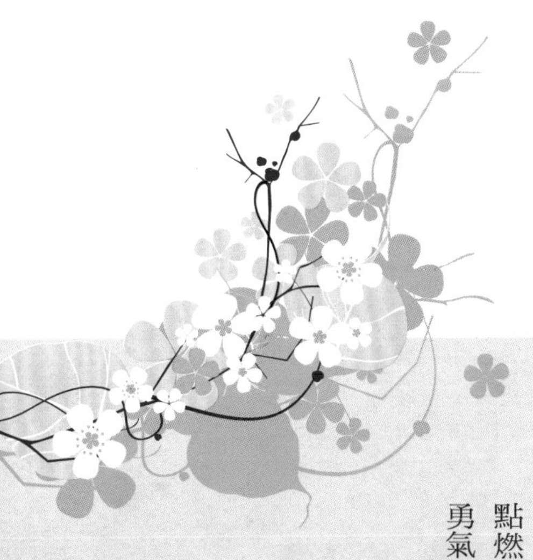

癌鬥士故事集，就是希望透過這群勇者的故事，來告訴同樣面臨生命低潮的朋友們，切勿選擇隱匿自己，閉鎖心靈，甚至自怨自艾而處於欲墜而下的懸崖邊。

由於台灣對重症病人的社會福利與支持系統尚不十分完備，一旦家中有人罹癌，家人就必須付出許多時間和心力來照顧病人，對於經濟較弱勢的家庭可說是雪上加霜，因此今年的抗癌鬥士故事集特別收錄了癌友及家屬可利用的各項社會資源，像是「政府資源扶助」、「癌症資源中心」、「病友團體」、「喘息服務」和「復健輔具」等，讓這本書除了心靈撫慰的功能之外，也讓癌友及家屬可以就自己的需求，取得最適切的資源和幫助。

同時，本書也針對癌友最關心的「營養」與「復健」問題給予指南，除了提供緩解化療副作用的食譜建議，更特別邀請台大物理治療系的教授們，以圖式的方式示範癌友在治療與康復期可以做的運動，是一本兼具勵志與實用的好書，相信不管是癌友、家屬甚或一般民眾，均可在閱讀此書時，有不同的獲益和啟發。

第七屆十大抗癌鬥士故事集，我們將之命名為「懸崖邊的幸福」，用意即是期盼這群曾歷經懸崖邊掙扎的抗癌鬥士們，能成為點燃社會光明的焰火，指引所有抗癌人遠離晦暗，相信他們的愛與勇氣，也將激勵所有正在與癌症奮戰的病友，迎向光明與幸福。

財團法人台灣癌症基金會 執行長 賴基銘

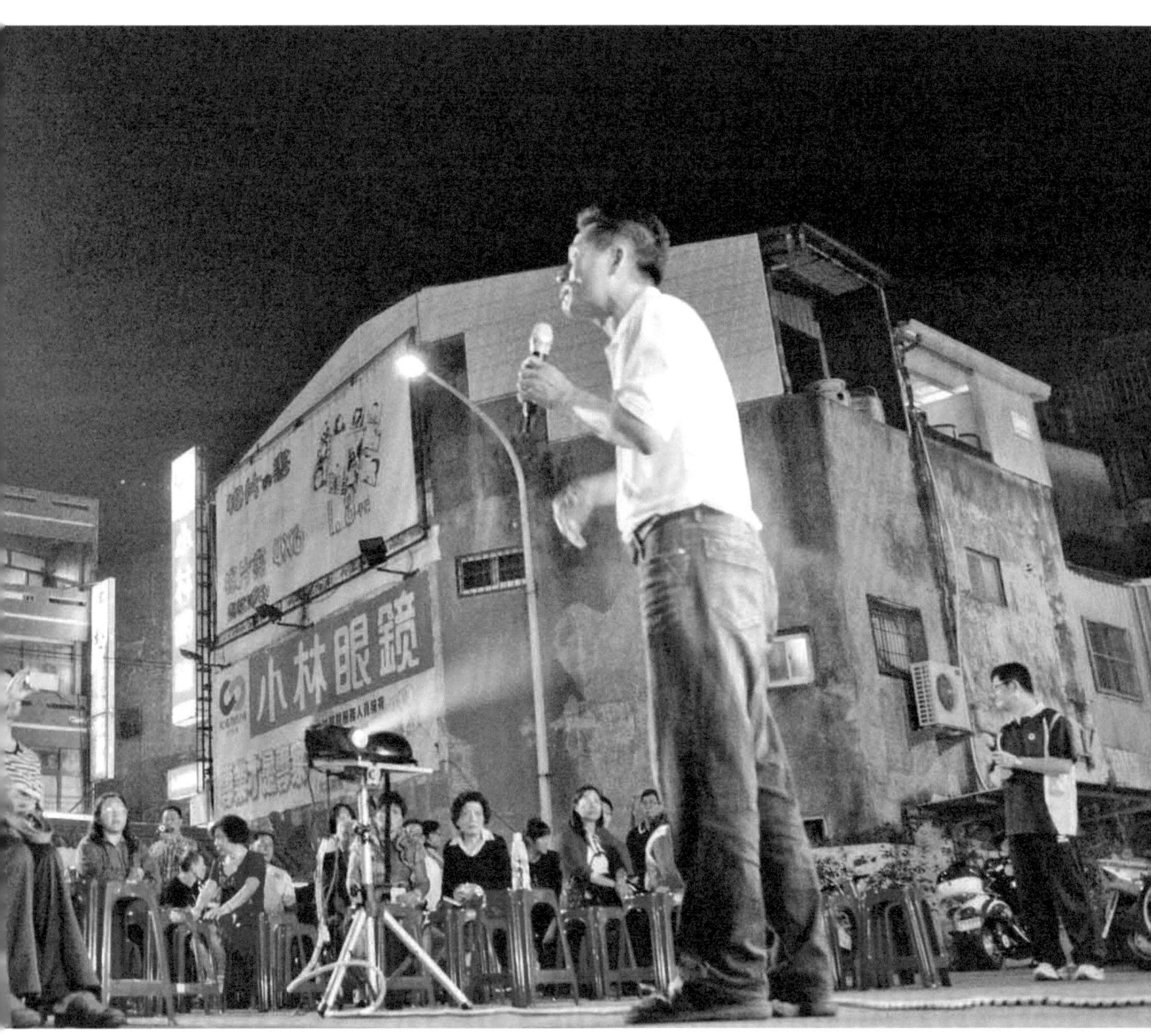
小林眼鏡

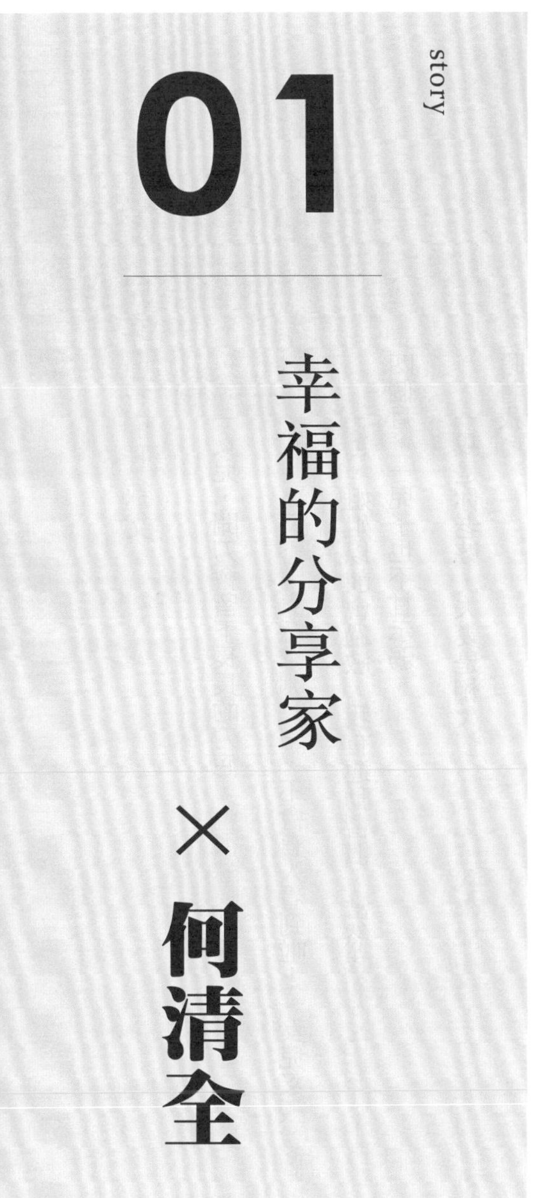

story 01

幸福的分享家 × 何清全

癌症名稱｜肝癌
診斷時間｜95.11

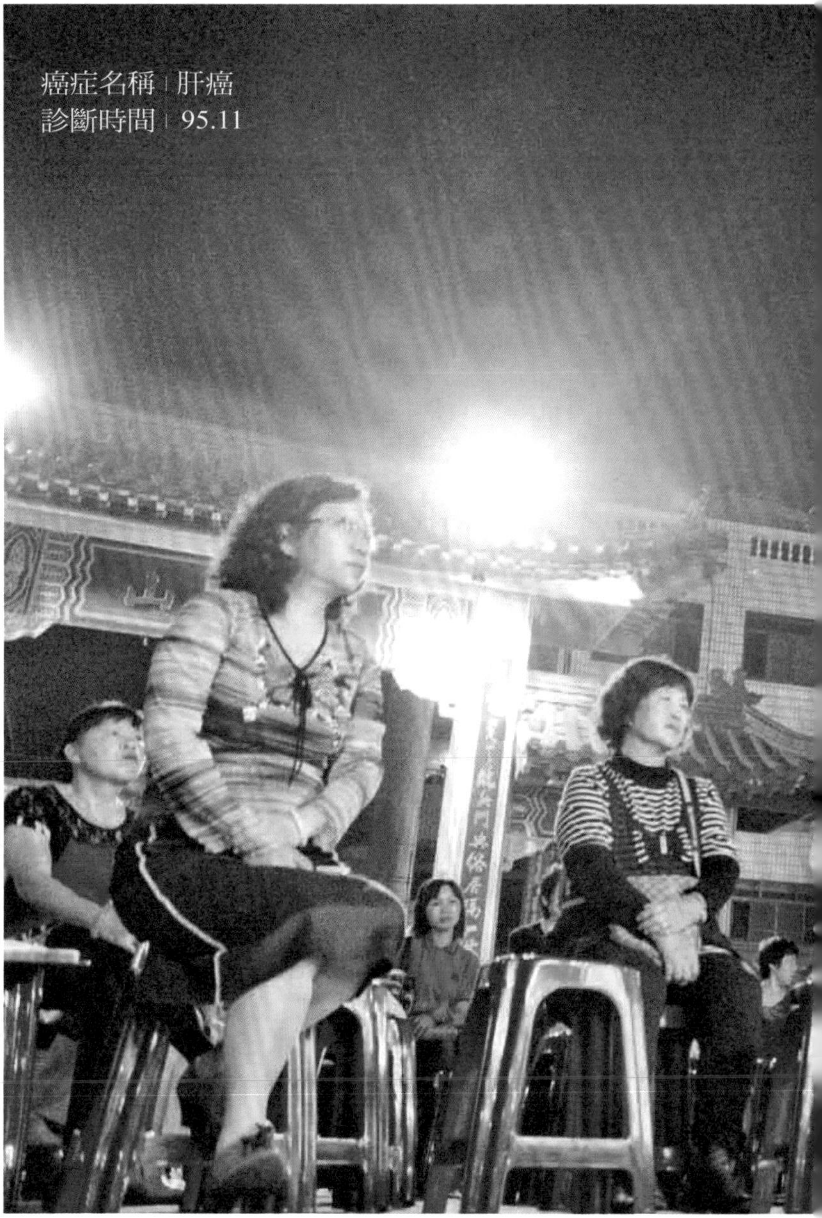

兒女搶著捐肝救父

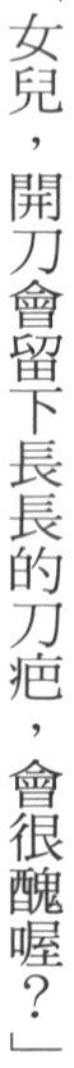

「女兒，開刀會留下長長的刀疤，會很醜喔？」

「我走路又不會故意掀開衣服，不會有人看到啦！」女兒叉腰說著。

「爸，姐姐以前會過敏，我有運動習慣，當然我的肝比較好，再等我四個月。」兒子也不甘示弱。

「我是你老婆，夫妻是相欠債，當然由我來最適合！」老婆力排眾議瞪著我。

平時擺攤賣男裝的我，這不是討價還價常出現的橋段嗎？這家子果然都遺傳到「分享家老爸」的自我行銷法！

由於肝腫瘤過於靠近血管，手術後復發風險極高，為了家人，我還不能躺下去，因此進行肝臟移植評估。因兒子未滿十八歲，太太肝臟容積不足，只有十九歲的女兒具備捐贈資格。不是一家人，不進一家門，平日儘管吵吵鬧鬧，真正危難時刻，跳出來的還是最親的人！

女兒不惜肚子留下三十公分的刀疤，也要捐肝救父。

這份難捨的親情，讓躺在手術台上的我，含著不停打轉的眼淚，想的都是兒女幼時的點點滴滴。

一張命運明信片

「一輛公車坐滿乘客，到站後，很多乘客都下車參加健康檢查，有一位四十歲左右的男性乘客，沒有下車。公車開動了，忽然車內的燈光全部熄滅，這位沒有下車參加健檢的民眾，因為未及早發現身體毛病，錯失治

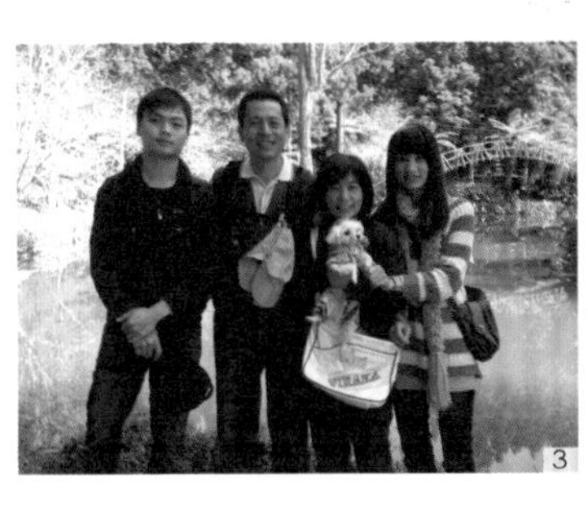

1、換肝後和家人一起到高雄看黃色小鴨。
2、生病前的我，在台南關子嶺風景區享受大自然的洗禮。
3、換肝後的我和全家人經常到溪頭森林遊樂區健行，吸收森林芬多精。

療時機，最後失去了寶貴生命。」

七年前，收到一張嘉義縣衛生局寄來的明信片，要我參加成人免費的健康檢查。

當時認為自己的身體情況沒有問題，除了有B型肝炎以外，為了不徒增心理壓力，並不想參加這次行動醫療車的健康篩檢。

這張「健康檢查明信片」，後來被兒子發現，告訴我一個「公車電視廣告」的內容，在兒子強力堅持下，還是被迫接受篩檢。

「何先生，你的肝癌指數已超過正常標準！要盡速到醫院複診，有可能長了惡性腫瘤，也可能沒事，你先不要緊張……」一個月後，正當睡午覺時，被一通電話鈴響吵醒，從此，我的肝癌人生就此開始。

四十一歲那年，成了我生命中的黑暗歲月，殘忍無情的肝癌找上了我，似乎準備要靜悄悄的奪走屬於我的一切。

這張象徵命運的明信片，讓我發現肝臟長出兩公分的惡性腫瘤，在不知可以請教誰，沒有任何抗癌經驗的情況下，我頭一次感到徬徨無助。

主動對抗，擬定抗癌戰略

「我是家裡最重要的支柱，少了我，這個家該如何是好呢？」

肝癌讓我的生活品質糟到不行，全家心情持續低迷，眼神各自閃避，我在家人面前，臉色不敢凝重，怕增加其他人的壓力。

為了維持男裝生意，面對客人也是強顏歡笑，怕別人發現我有異狀，過多的詢問，反而會帶來更多困擾。

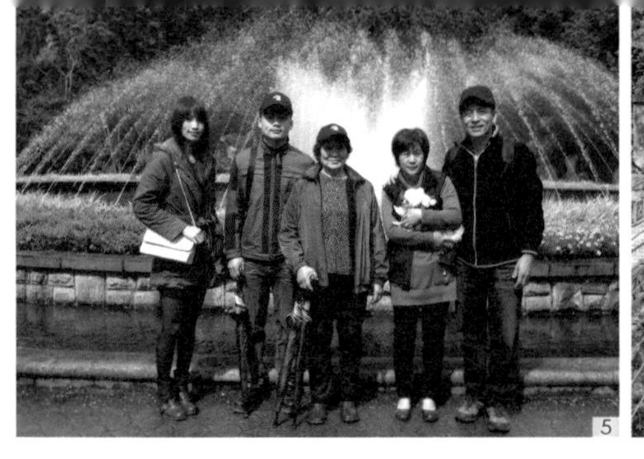

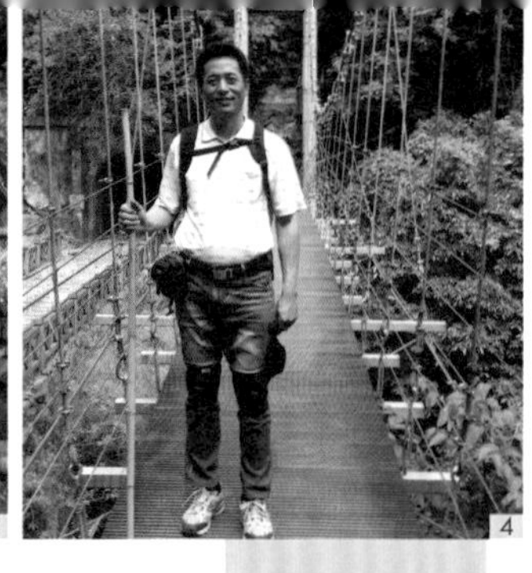

4、換肝後經常獨自一人到嘉義竹崎獨立山爬山健身。
5、換肝後和母親及家人到陽明山賞櫻。

當時的我很怕罹癌的消息傳開，投來異樣眼光，成為別人背後談論的話題。

我的太太，在這段時光裡，因為操心，原本烏溜溜的黑髮一下子花白許多。

我靠自己摸索這條苦到不行的抗癌歷程，雖然沒有外援，但全家團結抗癌的向心力非常強大，這是我最大的靠山與動力，也是我抗癌最大的本錢。

我自知大限將至，對抗肝癌不能只是消極對抗，想起兒子玩遊戲破關的攻略，一定要有戰術及戰略目標。

戰略目標：訓練家人失去我，還有能力獨立自主，維繫家庭功能，讓生活正常運作下去。

具體戰術一：兒子偉銘才十五歲，正就讀高中夜校一年級，我白天在市場賣男裝，與他課業錯開，早上開始訓練偉銘接手我的工作。

具體戰術二：假日女兒到現場幫忙與實習；平時分擔家務。

具體戰術三：訓練太太把偉銘無法負責的工作，由她先承擔起來。

我的「社會大學」誤踩太多陷阱，正是因為缺少「經驗豐富的導師」，我不希望孩子們也在迷迷糊糊中摸索前進。

我要把握僅有的時間，趕快辦理世代交接，向兒女傳承老爸的血淚經驗。

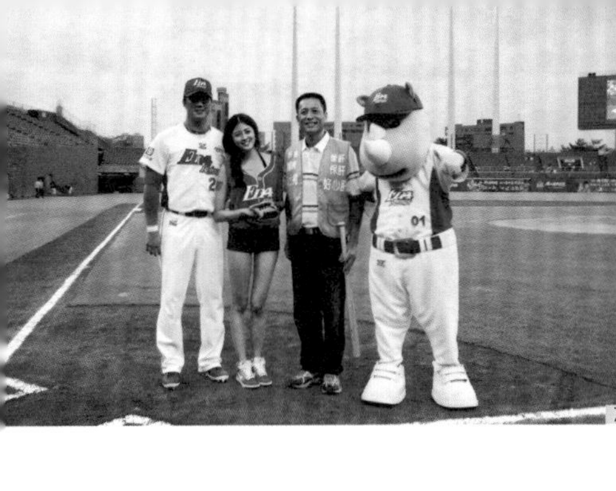

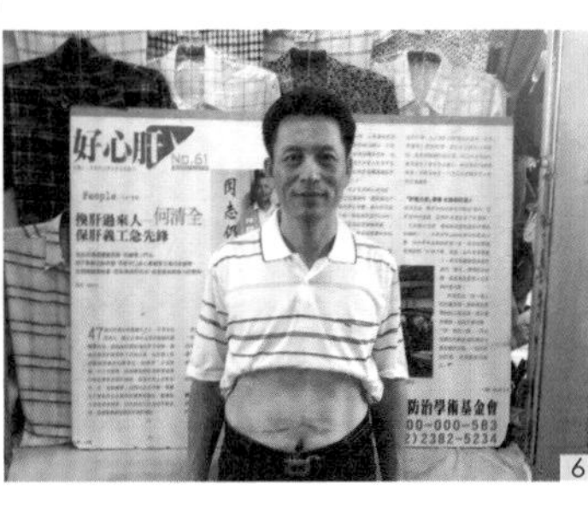

6、露出換肝手術後的疤痕，提醒肝友定期篩檢，展示預防重於治療的證明。
7、2013 年世界肝炎日，在高雄澄清湖棒球場為中職義大犀牛隊開球，肝病防治學術基金會派我擔任打擊手。

如果還有明天

獨處時，一個人想著未來種種的難題，心情無限沮喪，因末期肝癌過世的歌手薛岳，唱過一首歌：「如果還有明天」，他只求上天給他一個明天；而我不知道能不能擺脫這個黑白人生。

一位肝癌患者的未來在哪裡？

是接踵而至的病痛，會有奇蹟出現？還有機會恢復健康，重拾彩色人生嗎？

與肝癌纏鬥兩年多後，再次惡化，一顆三公分的惡性腫瘤長在血管旁，如果腫瘤再長進血管內，癌細胞就會隨血流迅速擴散全身。

家人在高雄長庚陳肇隆院長的建議下，決定接受「肝臟移植」。

全家比對下，最後只有女兒通過肝臟移植評估，孝順的女兒願意用她的愛，為我的人生再次塗上色彩！

換肝手術持續進行了十四個小時，我在昏迷中被開腸剖肚，拿掉整個惡壞的肝和膽囊。

當我再次醒來以後，原本患病的器官、黑白的人生，早已化為塵土。

晉升保肝大使，成為幸福分享家

「來喔！人客啊，新衫大俗賣，顧身軀贏過顧家伙，欲健康趕緊來！」

當我歷盡滄桑揮別肝癌，再度回到健康的彩色世界，內心無限感恩。

我想起了那張「救命明信片」、宣傳廣告、兒子的堅持、女兒的孝心、

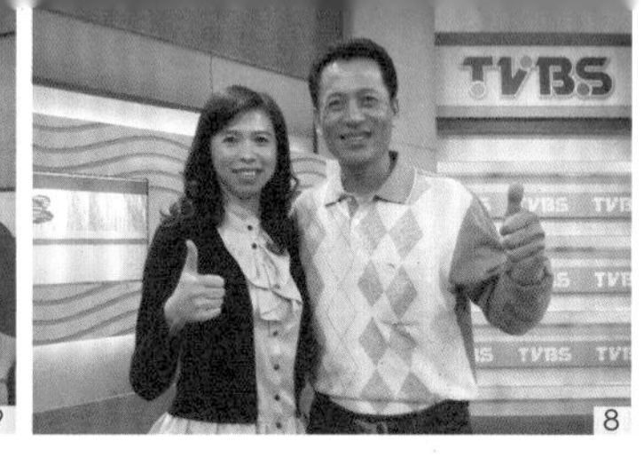

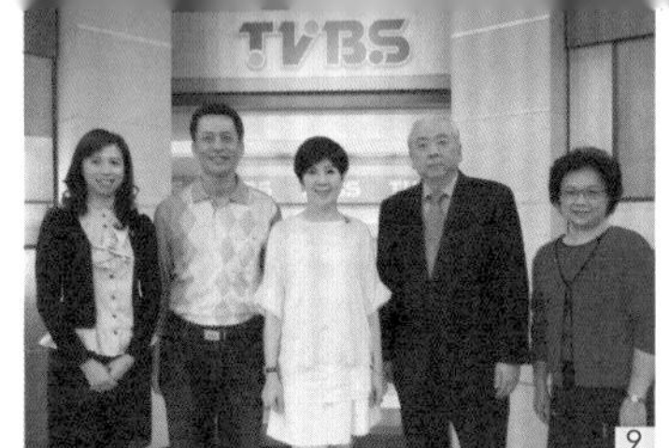

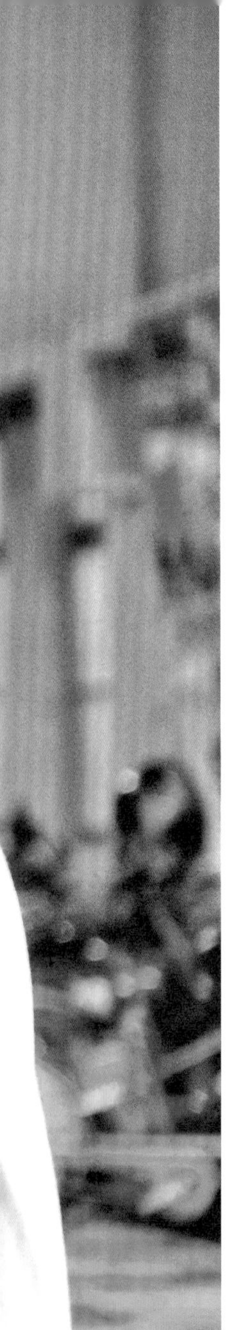

8、肝基會副執行長粘曉菁醫師和我一起在 TVBS 電視台分享正確保肝常識。
9、TVBS 健康二點靈節目「小心肝」攝影棚拍攝現場。
10、換肝後參與嘉義縣衛生局舉辦的廟埕開講衛教宣導。

醫護人員、移植團隊的用心……，這得來不易的健康，是經由無數人的努力才換回來的；於是自願成為「保肝大使」，開始在台南善化、鹽水及雲林北港等市集，同步擺攤與宣導，逢人提醒健康檢查的重要性，也擔任嘉義縣衛生局健康篩檢的代言人。

我掛起訂做的「正確保肝常識」及「肝病防治」中型看板，用「土法煉鋼」方式，自掏腰包印製傳單，提供現場客人免費索取，在適當的叫賣時機，以小型擴音機說學逗唱，引導大眾關注健康議題。

每當有客人好奇詢問，我會「順著機會」開始分享那段用生命換來的明天。

因為自己是在不經意間，透過健康檢查發現早期肝癌，才來得及治癒。

「人客，古有神話傳說：三太子李哪吒『割肉還母、剔骨還父』……」

「現代也有一位孝女，『割肝臟換老爸』，想要知道詳情嗎？」

原本散漫挑選衣服的人潮，瞬間聚精會神朝我這裡望，在一旁幫忙的家人，聽我成了一名有趣的說書人，都忍不住笑出聲來。

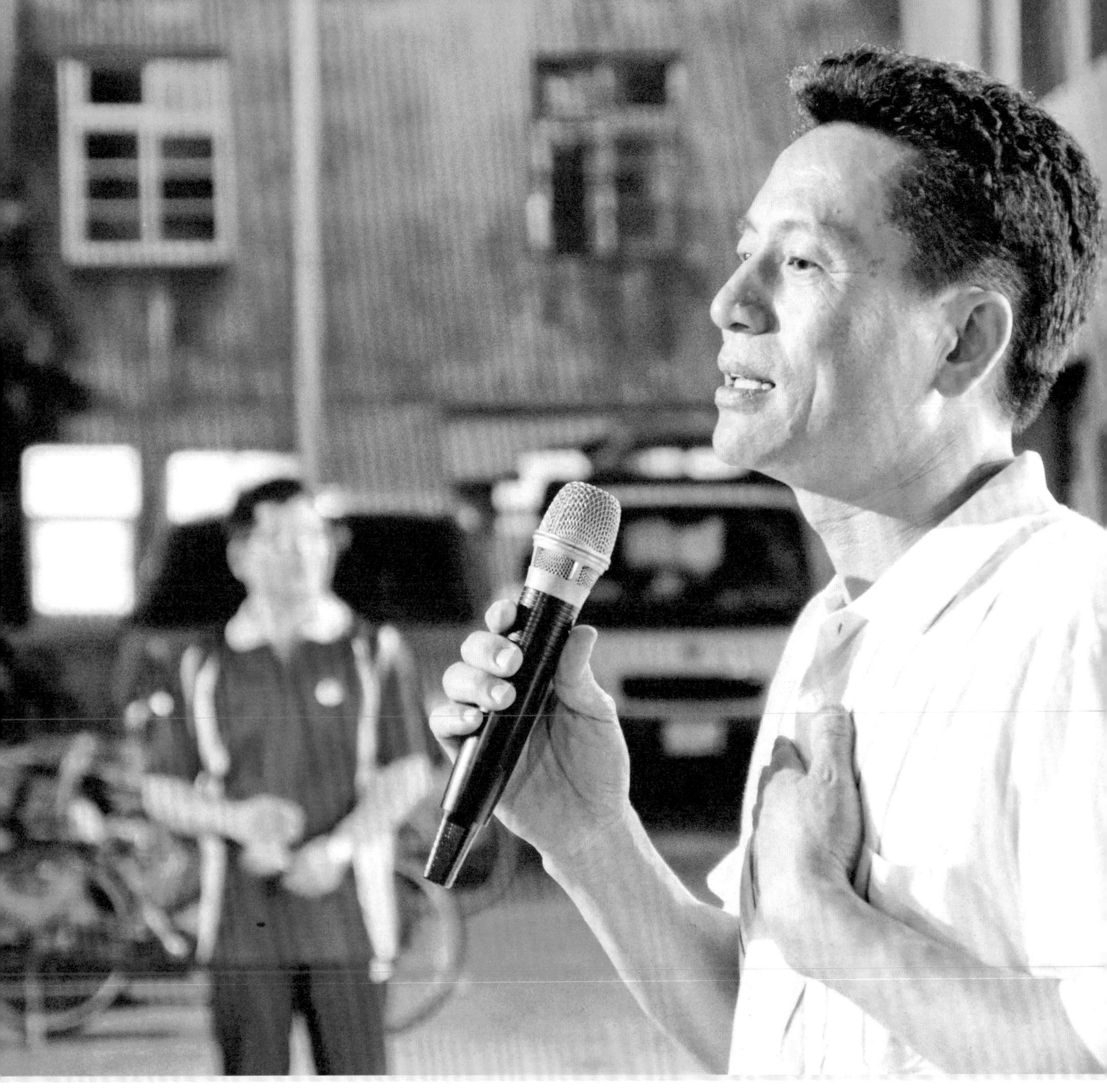

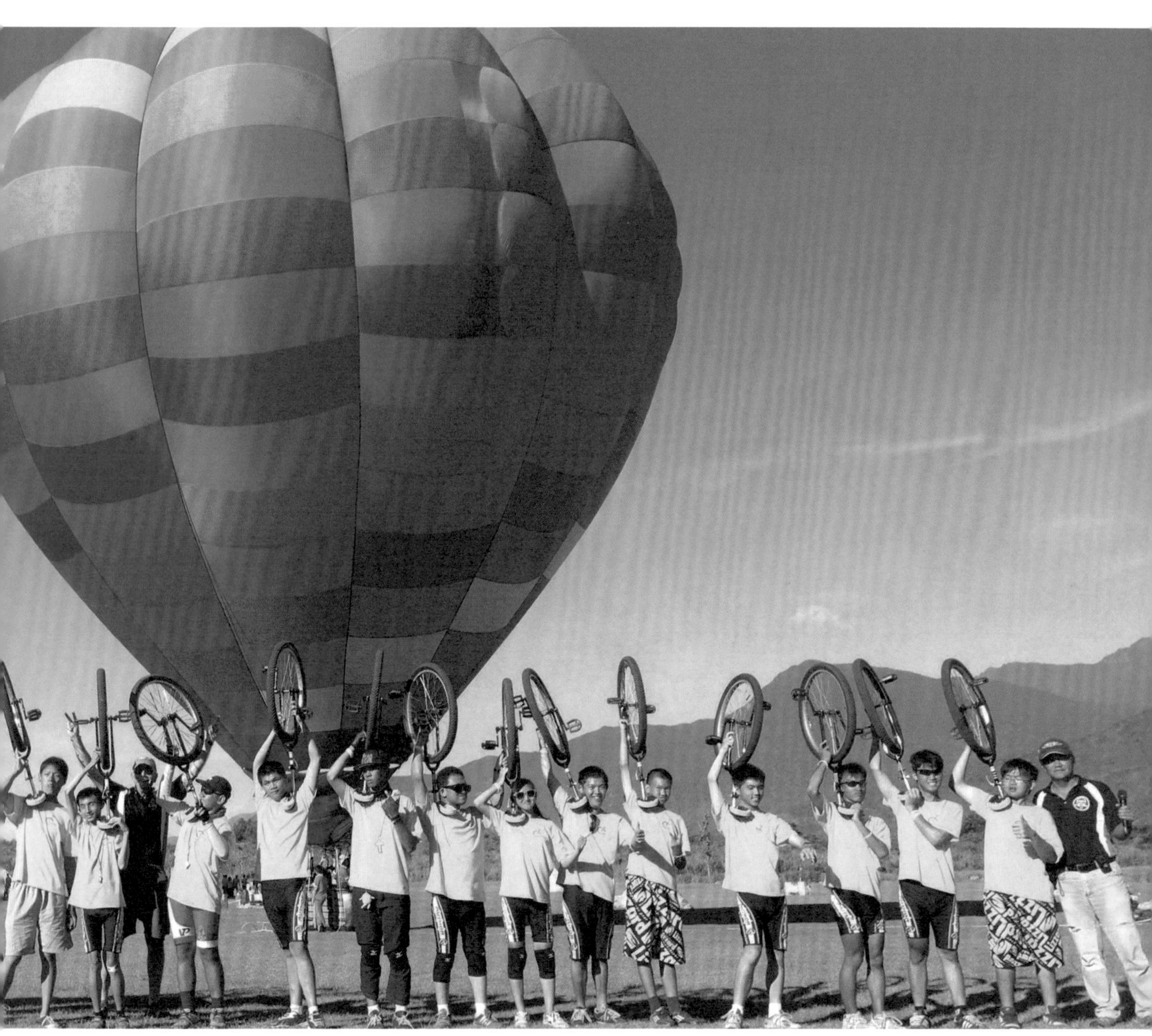

story

02

騎上夢想大道的獨輪車手

× 葉家銘

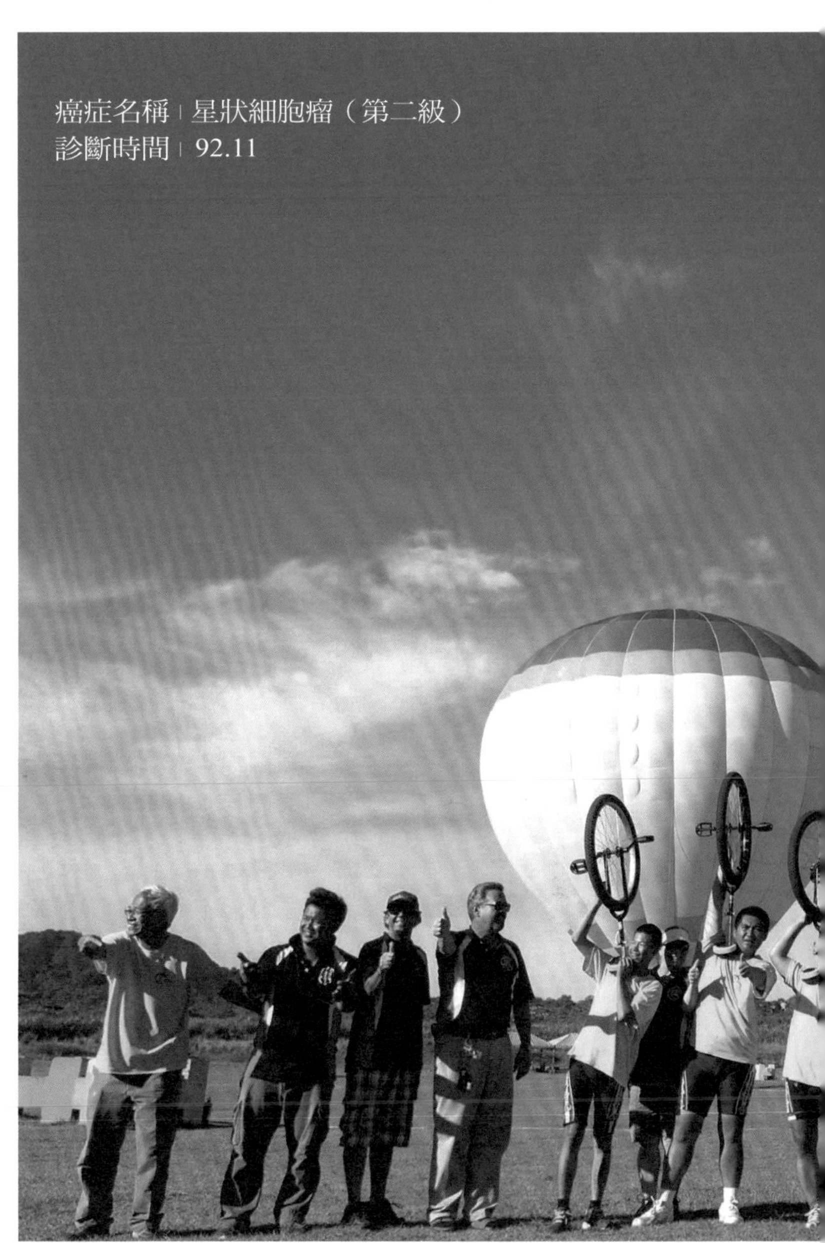

癌症名稱｜星狀細胞瘤（第二級）
診斷時間｜92.11

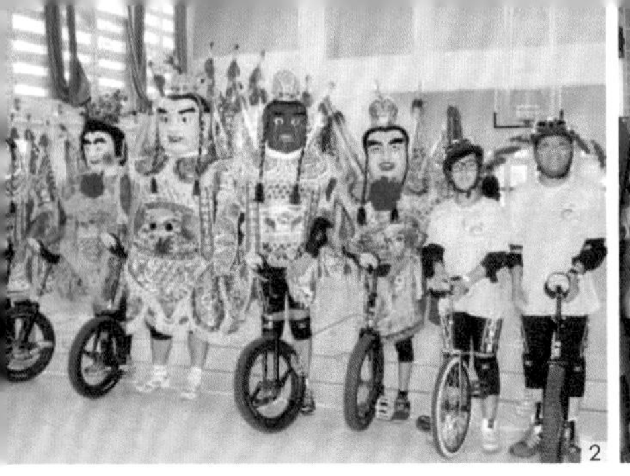

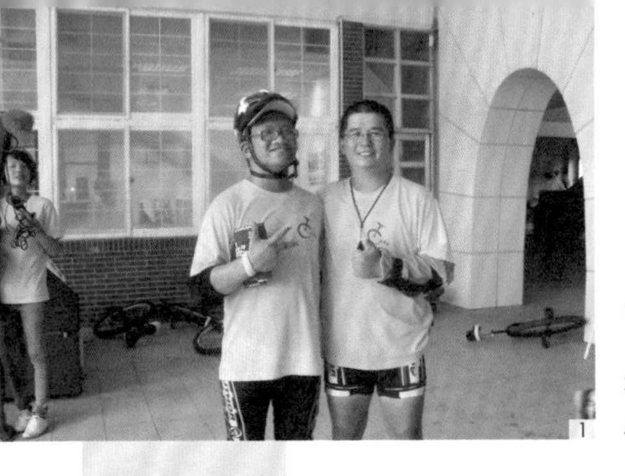

1．家銘特力獨行 23 天環台完成夢想，與黃瑞陵老師合照。（教家銘騎獨輪車及彈奏烏克麗麗的熱心老師）
2/3．腳踏「風火輪」，準備展開為期 23 天的環島獨輪行。
4/5．家銘兒時照。

腳踏風火輪，出發

我自己想試試看，不要每件事都靠別人，因為我也想知道，自己能夠做到多少。——《逆光飛翔》

套上三太子神偶，騎上象徵風火輪的獨輪車，一個個面目紅潤和善的三太子，流暢的向現場觀眾揮「輪」示意，並且在大家一聲聲驚嘆中，迅速的變換隊形，展現出運球上籃、跨越障礙、花式雙人舞等訓練成果，令授旗儀式的氣氛熱鬧又溫馨。

腳踏「風火輪」的我們，懷著雄心壯志，準備展開為期二十三天「特立獨行——特教生獨輪車環島傳愛行」，在記者會上盡情演出，宣誓「我也可以幫助他人」的傳愛理念，沿途為中南東部的弱勢團體募款。

決定投入這項充滿意義的活動開始，我就對自己說：
「無論過程如何艱難，永不放棄！」

正如電影《逆光飛翔》的故事，我相信我也能夠飛翔。

在別人眼中，這是場「不可能」的挑戰，對我而言，卻是證明自己的最好時機。「同學們，出發吧！」我奮力一蹬，率先向前滑出，對於接下來的未知旅程，內心毫無恐懼，反倒像是小學出遊般，懷有一份雀躍不已的興奮感。

我知道，夢想大道正在前方等著我……

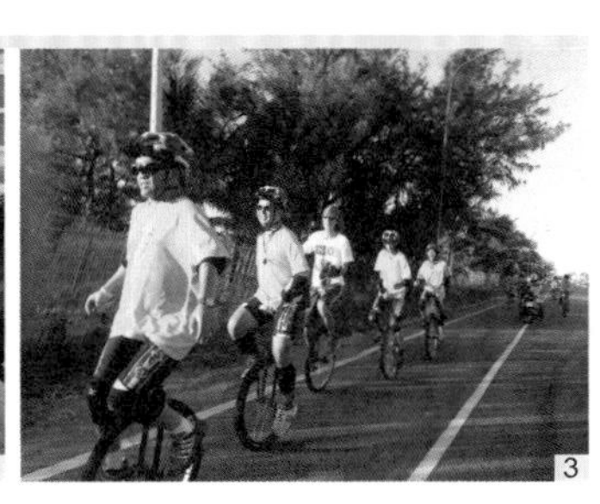
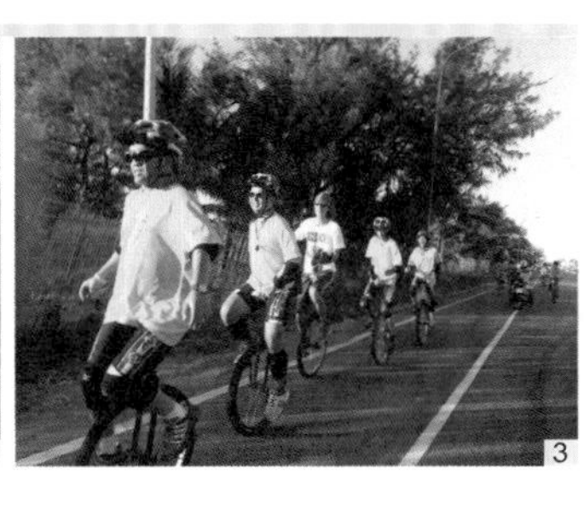

3

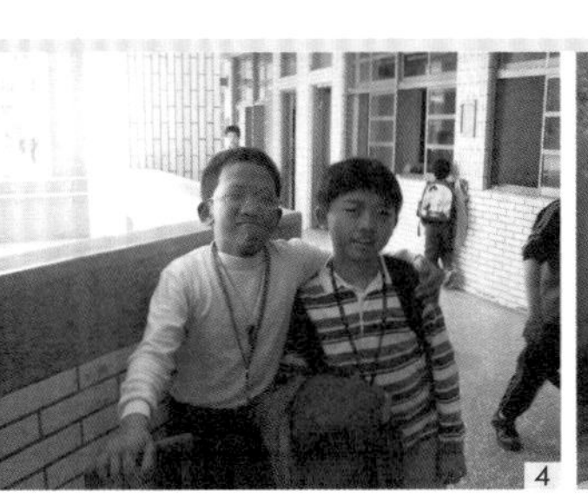

4

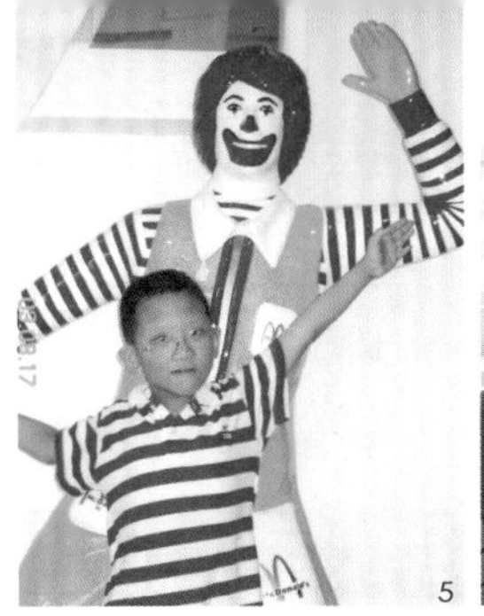

5

第一站：難過的事實

記得國小二年級，家銘因為先天弱視及斜視的關係，有一次至眼科進行例行健檢，醫師建議做腦部核磁共振檢查，無意中發現腦部有好多顆大小不一的腫瘤。當時，我和先生都嚇一大跳，簡直不敢相信！

「他還這麼小，怎麼會這樣？這是個很嚴重的疾病啊！」那時候，我經常躲在棉被裡哭泣，非常擔心孩子的情況，不知道他將來的病程發展會如何？

「媽，您不要擔心，我很好！」而家銘總是反過來安慰我。

我的內心充滿不安與懷疑，為什麼會發生在孩子的身上呢？

但是看年幼的家銘，我知道我不能再增加負面情緒。給孩子作榜樣，就是教他學會勇敢面對自己身體的問題。

經過一段時間的調適，我們已經漸漸地接受這個難過的事實。

國小四年級，神經外科醫師發現他的小腦一顆兩公分大的腫瘤，有變大的跡象，必須馬上做開顱手術切除腦瘤，當時醫師判定為良性，後來複診時，證實切片報告為惡性腫瘤——星狀細胞瘤第二級。

家中再次掀起波瀾，害怕的事情終於要來了！

協助整理住院衣物的時候，我忍不住在衣櫃後方偷偷流下眼淚，但是不想讓先生和孩子看見，又趕緊用手把淚擦乾，我的內心湧出一股酸楚，我知道這就是「心疼」。

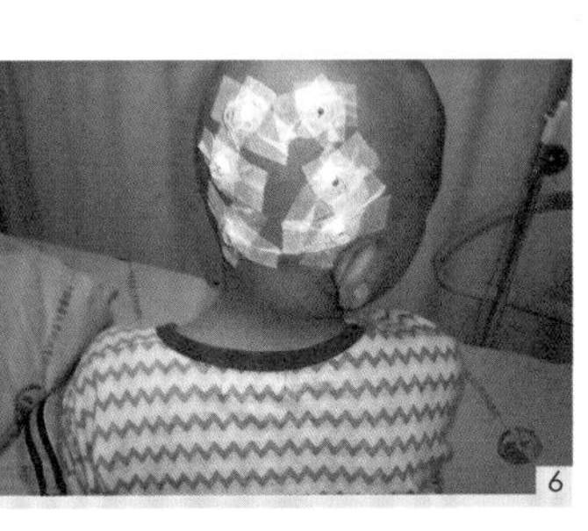

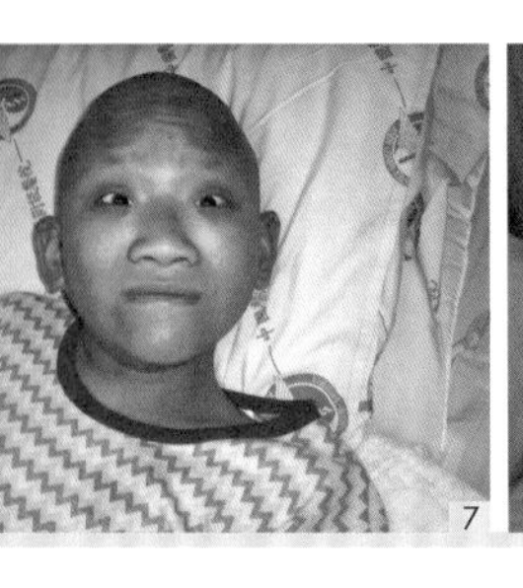

6/7、動完腦部手術的家銘。
8、家銘與爸媽合照。
9、受學校推薦，家銘得到 2013 年總統教育獎。

病房裡的北極熊

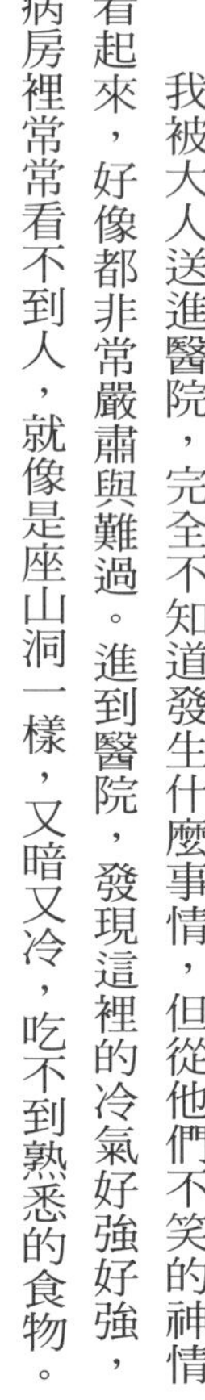

我被大人送進醫院，完全不知道發生什麼事情，但從他們不笑的神情看起來，好像都非常嚴肅與難過。進到醫院，發現這裡的冷氣好強好強，病房裡常常看不到人，就像是座山洞一樣，又暗又冷，吃不到熟悉的食物。

手術當天，我第一次感受到開刀病房原來如此寒冷，好像來到北極，伴隨著我不斷顫抖的身軀、跳動的脈搏，我成了一隻無力反擊、任人宰割的北極熊。

麻藥後我漸漸昏迷，忘了身處何處，沒有痛苦與快樂，也不再感到寒冷；同樣在昏睡中，我又被推進加護病房，醫師說手術很成功，只是因為後續要注射降腦壓的藥，過程非常疼痛，甦醒後的我，再也控制不了內心的恐懼，我記得我大喊著：「不要，不要！」

後來醫師特別通融讓媽媽進到加護病房內，陪我渡過最痛苦的時間。「家銘，媽媽在這裡，不要怕，乖乖聽醫師的話，頭部就不會痛囉！」

在媽媽的陪伴下，我不知不覺又沉入夢鄉。

第二站：金子靠火來測試

「原以為經歷了那次手術，腦部的腫瘤就能夠永遠清除！」我當時這麼想著，沒想到等家銘升上國中一年級，回到醫院複診時，檢查出那顆腫瘤再度變大，需要再作伽瑪刀手術。

「爸爸，怎麼辦？」診療桌下一雙手緊緊交握著，先生和我都陷入沉重的哀傷，雖然這次只是局部麻醉手術，但我仍不免想起家銘曾經告訴我：開刀房的冰冷，手術室的刺骨，還有那令人恐懼的加護病房。

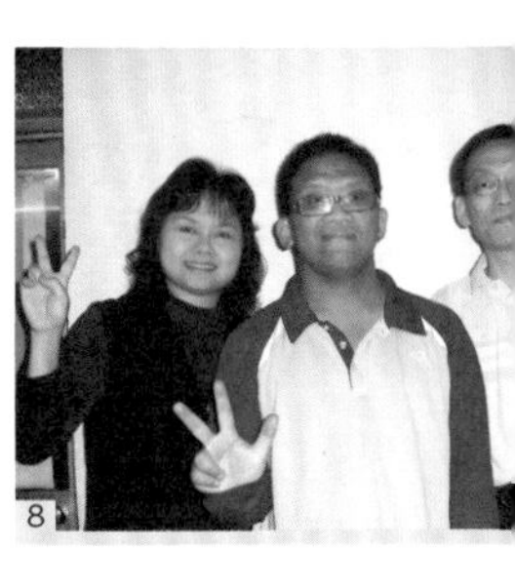
8

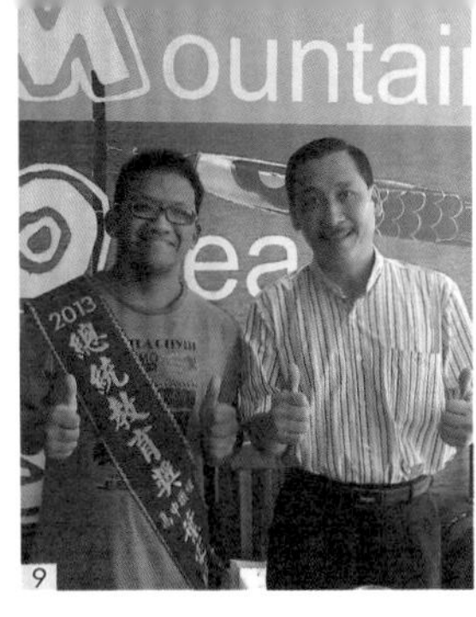

9

安排住院時間後，我請關懷腦瘤兒童協會的社工哥哥特別來看他，對家銘說些打氣的話。

「家銘，你很勇敢喔！你知道嗎？有一句話：『金子靠火來測試，勇者靠逆境來驗證。』」

「那是什麼意思？」

「黃金需要火煉，才能去除雜質，變得精純；勇士需要逆境，才能證明他真的很勇敢。」

「勇士可以飛嗎？」

「只要有勇氣，什麼都可以。」

「家銘，你要不要當一名勇士？」社工大哥神志堅定的問著。

「要！我一定可以勇敢克服這次的手術。」

不知道信心喊話能否成功，但看著他們的約定，我的眼角噙著淚。

學習勇士精神

很高興看到志工哥哥，他對我說黃金和勇士的故事，原來勇士也能夠飛行。

而且，勇士是不能輕易就哭的。

由於手術採局部麻醉，頭部好像拖著重重麻麻的殼，變成一隻蝸牛，還記得大人要我照射「鈷六十」的時候，聞到一種說不上來的怪味道，讓我的身體變得更不舒服，一直想要嘔吐！

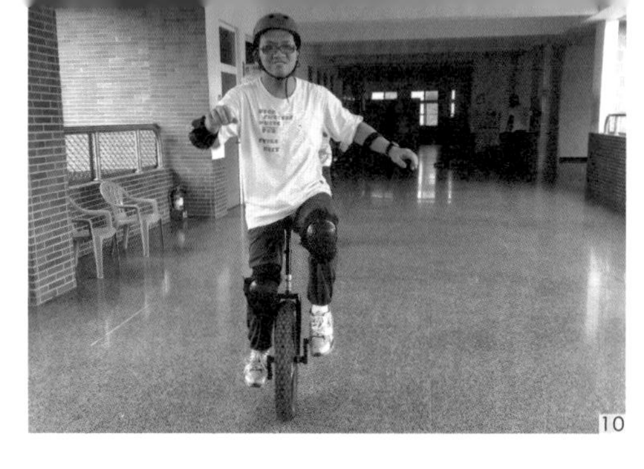
10．苦練有成的獨輪車。

後來，醫生說要把鎖在頭部定位的支架拔除時，我還很高興，但是拔除之後，讓我痛到差點昏厥，那種疼痛感從白天持續到晚上，必須請護士阿姨幫我打鎮定、止痛藥才能夠入睡。

睡夢中，本來自由飛翔的我，不小心撞上一座大山，沒想到作一名勇士這麼不簡單。

從此以後，我常常頭痛，很多事情也都記不太起來了，情緒也有點無法控制，而且對聲音非常敏感，害怕吵鬧聲……。

第三站：不怕跌倒不怕摔

開完刀，家銘重新回到學校，可是老師和同學都不太了解腦部腫瘤開刀的後遺症，因此對他產生誤解，留下一些不愉快的回憶，也產生憂鬱症而就醫。

學校沒有做好教育宣導，加上對病人的不了解，造成家銘在人際關係受挫，有一次因為委屈，無法辯解，脾氣控制不了，氣得假性癲癇發作，昏倒送醫治療。家長夾在自己的孩子與學生、老師之間，進退兩難。

因為開刀關係，後來曾經讓家銘短暫中止了學業；考量體能與永續學習，決定休息重整再出發。

我不怕別人對他誤解，也不因為別人的不了解而怨恨他人。我只在乎自己有沒有努力嘗試，證明他的無限可能。

當時他的情緒容易不穩定，記憶力也跟著衰退，許多依靠背誦的科目

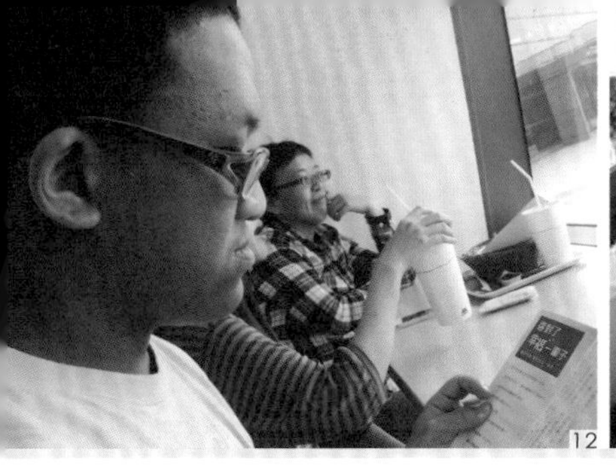

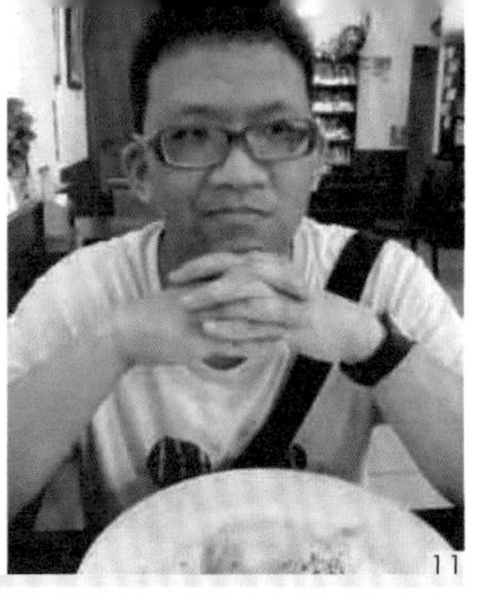

11/12．家銘生活照。

常常無法記住。因此高一休學後，申請到身心障礙手冊，轉入「國立台中特殊教育學校」繼續學業。

進到「台中特教」這個大家庭，他的心情比較輕鬆，也過得很快樂。

這裡的師長，對於身心障礙的學生都相當有愛心、耐心，提供學生適情適性的發展，許多曾受排斥的孩子進到這裡，反而被發掘出無限潛能，紛紛感謝學校與老師的引導；家銘也在這裡學會了一項特殊才能，化身一名「獨輪勇士」。

化身獨輪勇士

轉到一所新的學校，我發現這裡的人對我都好友善，老師不會誤解我，也交到許多好朋友，我們常常一起讀書、一起玩，我也開始積極加入各種社團。

學校有成立三年多的獨輪車隊，也是全國唯一特殊教育學校獨輪車社團，老師教我們騎獨輪車，別的同學可能要學半年，我在二個多月的時間裡，徹底發揮「苦肉計法」——不怕跌倒不怕摔，忍受大大小小的受傷和疼痛，終於學會了基本功。

「家銘，還好嗎？」

「還好！」還沒說完，我又拍拍屁股跳上去。

學校老師說：騎獨輪車，最重要的就是平衡；人生需要平衡，失去平衡就會傾倒，所有事情就會一團糟。

學習獨輪車，想要維持平衡，速度也是一項關鍵，想要順暢的前進，中間動作就不能夠停止，因為「不行動，就會跌倒」。

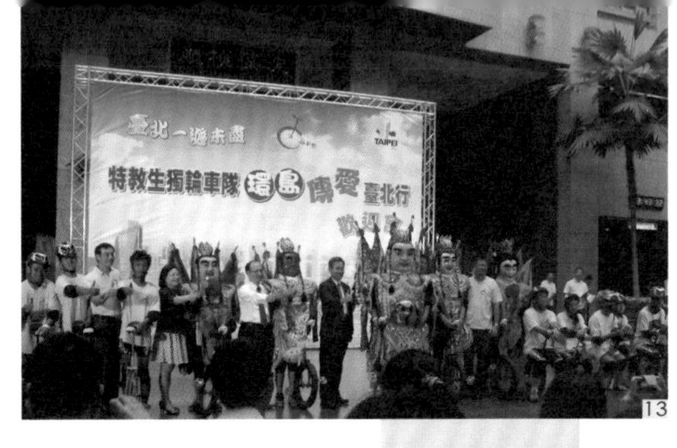

13．2013 年 7 月，家銘特力獨行 23 天環台完成夢想。
14．家銘與總統、爸爸、媽媽及蕭素美老師（班導）合照。
15．家銘有著會做麵包的好技術。

如果怕摔，就不嘗試；怕跌倒，就不行動，失去的將會更多。勇敢前進，才能看到更多的風景。

媽媽也說：健康也需要平衡，沒有好的飲食與運動，或是缺乏正確的治療方式與生活態度，將得不到好的身心發展。

就像生病，除了找對的醫師醫治，平時也要吃得營養、多多運動，還有常常開心大笑！

學會順利上輪、滑行以後，我和社團同學一起勇闖金門島，去年秋天，還到中國大陸的四川，一邊表演一邊看貓熊。

今年暑假，更是挑戰極限，騎獨輪車環島二十三天。

老師對我們說：「你們是最快樂的獨輪勇士。」

第四站：光榮時刻

環島過程，家銘和其他同伴每天平均要騎上五、六十公里，清晨五點即刻上路，總體路程超過一千公里，除了是體力賽，更是一場耐力戰。

從北到南，家銘的軌跡遍布台灣各鄉鎮，其中一站還進到監獄表演，鼓勵受刑人，讓他們感受到罹癌者與身心障礙學生不放棄的生命力，鼓勵更生人將來進入社會，也能綻放生命的色彩。

我想到家銘國小診斷出腦瘤的事情，當時他還不知道害怕，一路走來，他勇敢經過一次次的開刀、化療，就像現在的他，通過一站站的關卡與考

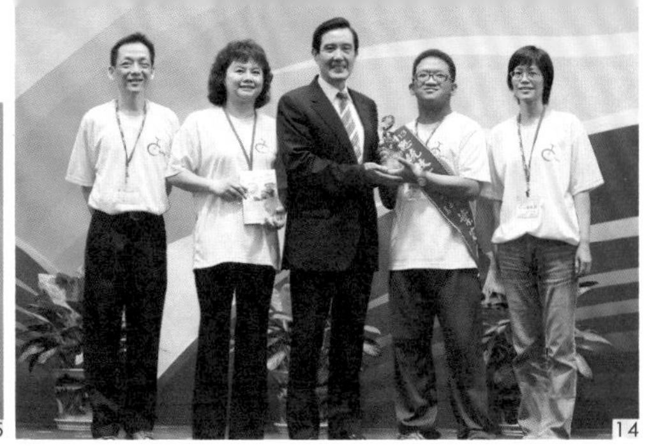

14

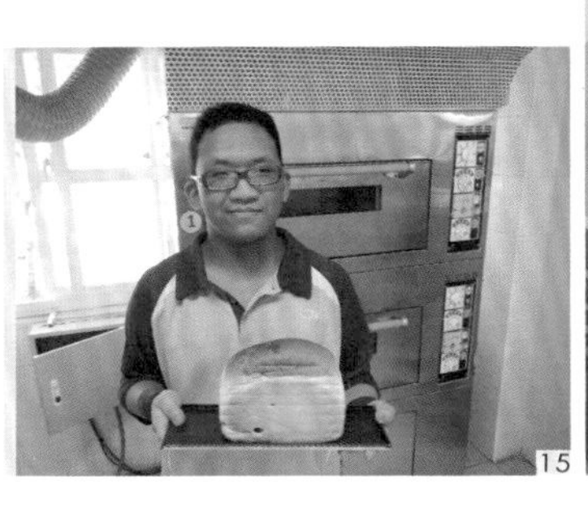

15

驗。

除了家人給予的陪伴，我特別感謝在他生命中出現的天使，像是醫生、護士、社工、校長、老師、同學，當然還有他環島路程中，每個給予協助與打氣的人們。

因為你們無私的愛，融化了彼此的心房，我們不再是陌生人，這個光榮時刻，有你們的參與，才能夠順利成行。

「由於不畏懼病苦的折磨，依然永不退縮、勇敢嘗試、多元學習，為學校爭取很多榮譽」，今年受學校推薦，家銘在眾多入選者當中，通過最後評審，榮獲「二〇一三年總統教育獎」。

得到總統教育獎之後，家銘曾受邀到惠文國小、曉明女中演講，分享他的生命歷程，鼓勵身體健康或生病的同學，遇到任何逆境，都要不畏艱苦，勇往直前。

生命，終究可以找到光明的前程。

隱形的翅膀

環島時，我們碰上蘇力颱風，頂著強風豪雨奮力前進，也在三十七度的烈日下，努力揮汗滑行。

儘管中途有人中暑、受傷、發高燒、打點滴，卻仍然抱著高昂鬥志，不願放棄前進的動力，堅持到底。我自己也不小心磨破腳踝，包紮後繼續上路。

夕陽在眼前緩緩落下，彷彿築成一道金光閃閃的凱旋門，我想起小王子的故事，也想到英雄勝利的場面。

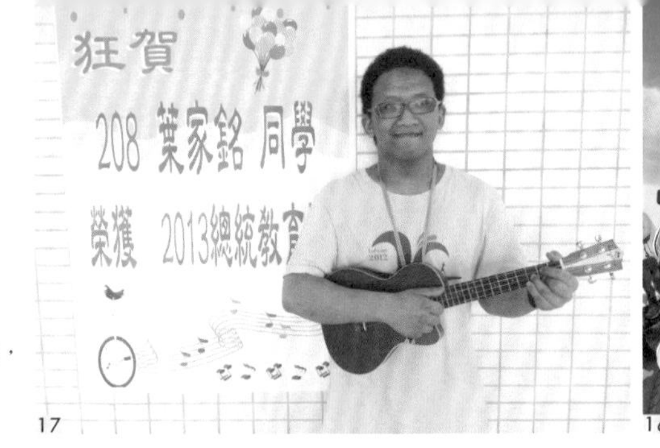

17

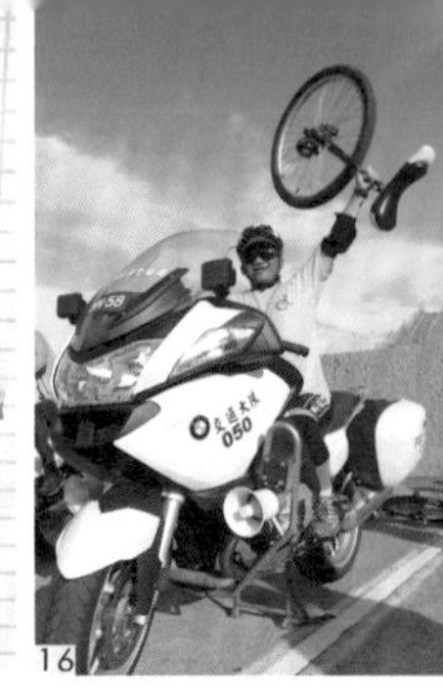

16

16．終於完成 23 天的獨輪環島。
17．學校老師教家銘彈奏烏克麗麗，同時也參加比賽獲得第一名。
18．剛開完青光眼手術。
19．家銘透過烘焙做愛心。

花東天空那麼美，空氣如此清新，我已經忘了經過第幾天，來到第幾站了；此時，我和獨輪車合為一體，和自然融為一氣。

彷彿有雙隱形的翅膀，帶著我飛行，一路穿越各個障礙與難關。

此外，學校老師也教我彈奏烏克麗麗，我與同學組成了「臭皮匠樂團」，參加全國心智障礙者才藝大賽，進入全國總決賽，最後獲得音樂表演「青少年團體組第一名」。

當我站在頒獎台上，我害羞的說：「謝謝！」

這個獎我要獻給我的父母，也和所有跟我一樣不放棄的人分享！

未來，我願持續用音樂表達我的感激。

這二年來，學校生活多采多姿，我的生命變得好充實、好精彩。若是問我之後還想要探索什麼事？我希望能到日本旅遊，體會異國文化，讓人生閱歷更加豐富！

第五站：一路長征，傳愛人間

一年多前，因為眼睛過敏，家醫科的醫師開立類固醇的眼藥水治療，使家銘的眼壓飆高三倍，導致罹患青光眼而差點失明。最近，為了防止視力嚴重退步，剛開完青光眼手術。這學期，又發現腦部一顆腫瘤變大，還要進行光子刀手術。

身為他的母親，我能夠深深體會「把握當下」的重要性。

以前家銘生病時，懵懵懂懂，只知道要趕快找醫生，不知道生命背後的意義？期間，經歷大小手術，深感人生無常，什麼時候會發生什麼事？

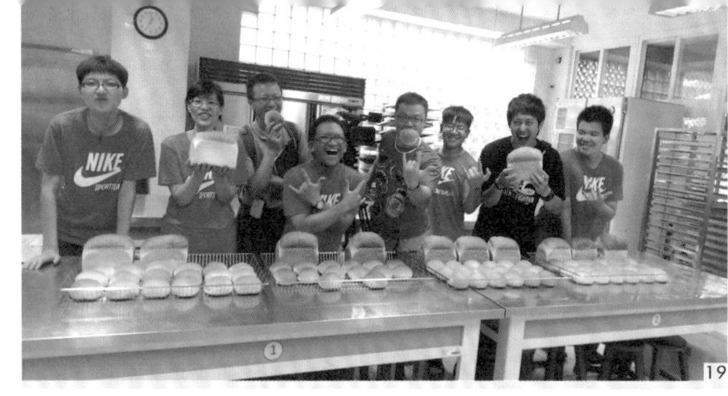
19

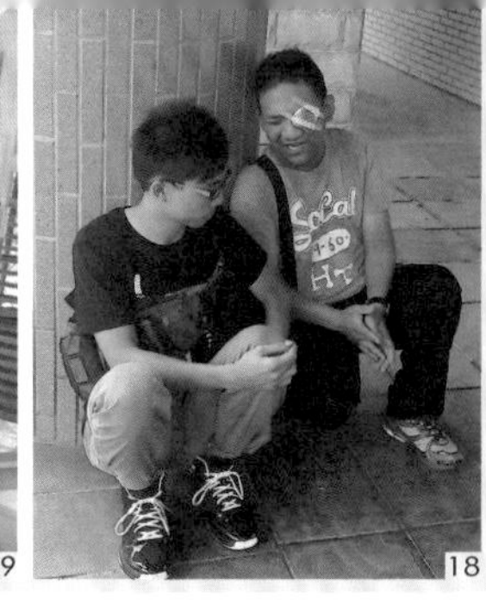
18

完全無法掌握。

許多計畫好的事情，很可能短時間就無法成行。如今，他的「環島傳愛行」順利完成了，但他的生命長征尚未結束。

今年七月四日，家銘又通過行政院勞委會主辦的「烘培食品──麵包」丙級技術士考試，接下來，他想要開一家「烘培麵包坊」，與身心障礙或罹癌生病的朋友，共同奮鬥，一起工作創業。若有盈餘，更想製作麵包、蛋糕、點心，分送給需要的弱勢朋友，讓大家感受到滿滿的愛心與熱情，這是他最大的夢想與期待！

身為他的媽媽，我感到驕傲。

「如果不試的話，你怎麼知道自己能做到多少？」如果你也曾在全盲音樂家黃裕翔、口足畫家謝坤山的故事中，找到力量和希望；也希望家銘的抗癌經驗，能夠帶給更多人正面能量。

傳愛使者

「同學們，出發吧！」隨我奮力一蹬，向前跨出，關於接下來的旅程，內心不再恐懼。

我知道，夢想大道正在前方等著我……

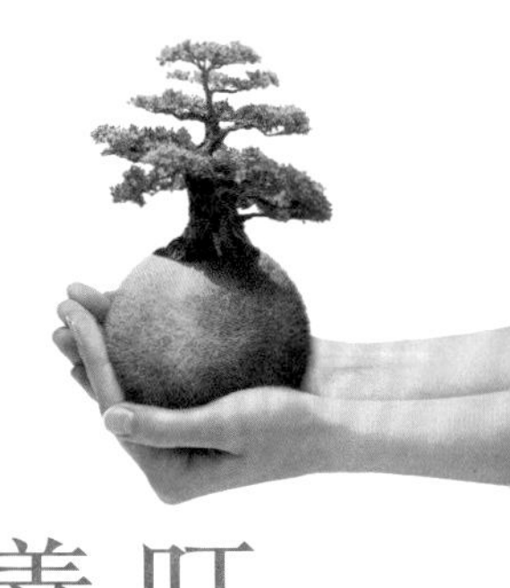

叮嚀——善用社福資源 攜手共渡難關

文／溫信學 台北榮民總醫院社工師

當我們獲知親友或自己罹患癌症時刻，難免會出現焦慮、緊張、害怕或擔憂的感受，除了思考應該尋求何種醫療診治外，對於原有的生活步調多少會造成衝擊和影響。因此，為幫助癌友更清楚了解社會福利資源的運用，並善用支持與扶助系統解決醫療、經濟等相關問題，讓癌友得以在愛與援助的旅程中，再次重獲新生、重拾往日生活。

（一）重大傷病身分與補助

我國擁有全世界舉目稱羨的全民健康保險制度，一旦病友初次被醫師診斷罹患癌症時，應該主動向醫師要求，請其向中央健保局為病人申請辦理重大傷病身分，當審核通過後，癌症病人任何與病症相關的治療行為，在就醫期間，都可以獲得免除部分負擔的權益。同時，如果病友因為經濟因素考量，也可以主動向醫師表明，希望在住院期間入住健保病床，多數醫院健保病床為二至四人同住，一旦入住健保病床，就不需要再支付任何的病床差額費用，以上均可以為癌症病友減少相當的醫療費用支出。

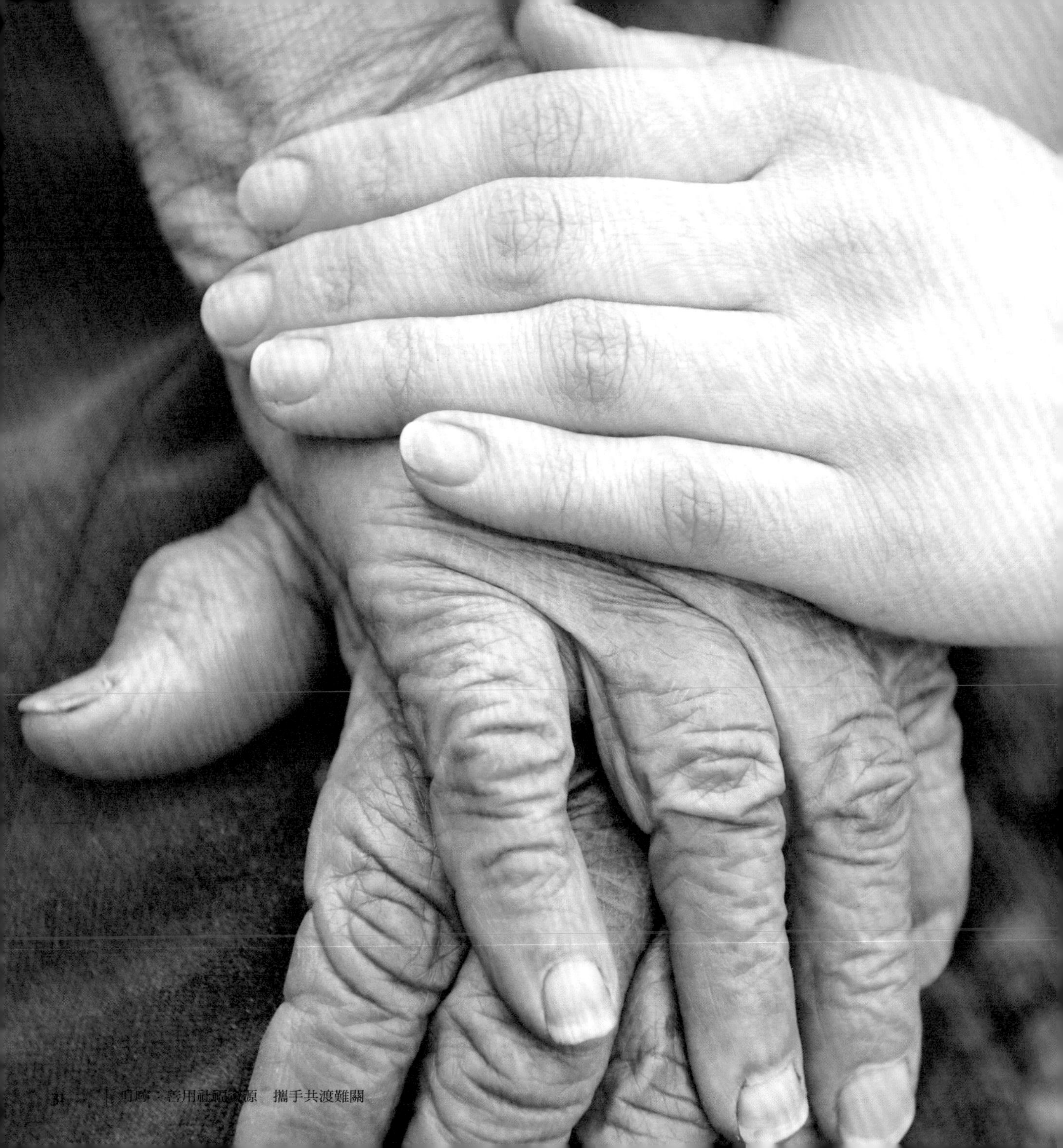

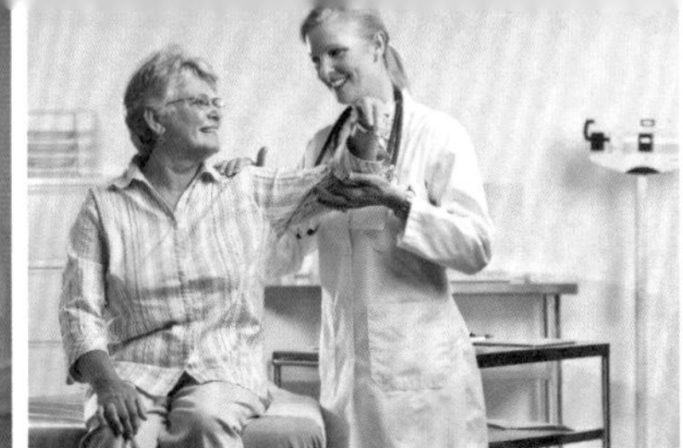

（二）中低收入戶身分與補助

有些癌友罹病後，因為生理病症無法工作，造成所得中斷甚至影響家庭收入，生活陷入貧困狀態。此時癌友或家屬可以向戶籍所在地鄉鎮市區公所社會課，提出低收入戶或中低收入戶的申請，通過審查者，主要可以獲得以下的福利補助：第一、每月健保費用補助（補助額從百分之一百至五十不等）；第二、醫療費用補助，凡癌友於住院或治療期間所衍生的醫療費用，均可向縣市政府社會局（處）申請補助（補助額最高可達百分之一百）；第三、看護補助，對於罹癌導致生活無法自理者，需要專人照顧，又無親友可以提供援助者，一旦取得醫師開立需專人照顧證明，即可以聘僱具合格證照的照顧服務員（俗稱的看護）在院照護，聘僱全日二十四小時者照顧者，最高可獲得每日一千五百元補助，聘僱十二小時者，最高可以獲得七百五十元補助。我國社會救助法已於一〇〇年七月一日起，大幅放寬申請資格，經濟弱勢癌友應積極主動向政府申請此項補助資格。

（三）縣市政府急難救助

對於特殊境遇家庭（例如單親家庭、隔代教養家庭、失依家庭、受暴家庭或原住民家庭）又罹患癌症之病友，如果有短時間的經濟困難，也可以主動向各縣市政府社會局（處）或公所，申請急難補助。例如政府自九十七年即實施的「馬上關懷服務」，一旦陳述貧困事實，社工人員會即時性做出評估，審查通過者並多半會在一至二週內就快速核撥急難救助金，有需求者可以電撥（02）8590-6666，向衛生福利部社會救助及社工師洽詢。

（四）教育部學產基金

教育部針對就學子女從幼稚園到大學之家長，如果罹患重大傷病（如癌症），在取得健保局的核可通知證明後，得主動申請教育部「學產基金」的關懷補助。其中辦資格為家庭年所得在壹百萬元以下、家庭資產在壹仟萬元以下者，由子女向其就讀學校提出申請，再由學校向教育部申辦，通過審查者可獲得二萬元關懷金，如癌友為主要家庭工作人口又無法工作，家庭陷入貧困，簡短陳述事實，可以再增獲壹萬元補助金。每個家庭只能由一位就學子女提出申請，這屬於一次性補助，癌友如有需要可以主動向醫院社工師尋求協助辦理。目前教育部委託朝陽科技大學負責，可以電詢：（04）2332-3000 轉分機 5066 學產基金辦公室。

羅患癌症絕對不會是世界末日，社會力量的關懷與協助，處處充斥在台灣各個角落，然而對癌友及家屬來說，最大的困難是資訊的取得，因此建議癌友與親友，可以「主動」在醫院就醫期間，向院內社工師諮詢協助，社工專業就是一項「專業的助人活動」，資訊的搜集與資源連結是核心的專業能力，絕對可以為有需求的癌友提供適切性的服務。

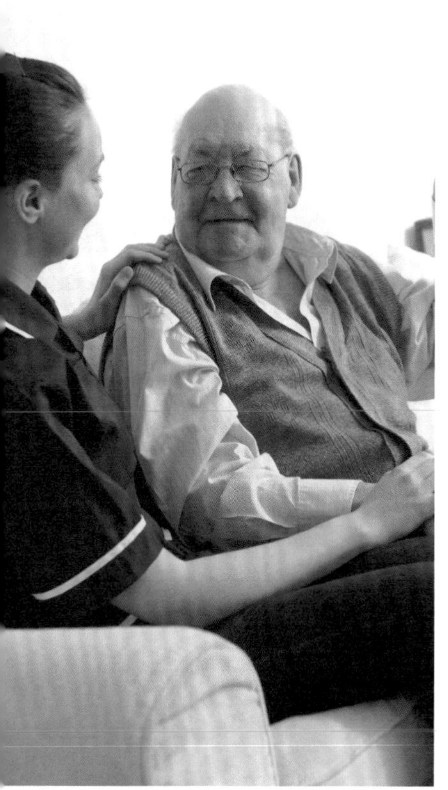

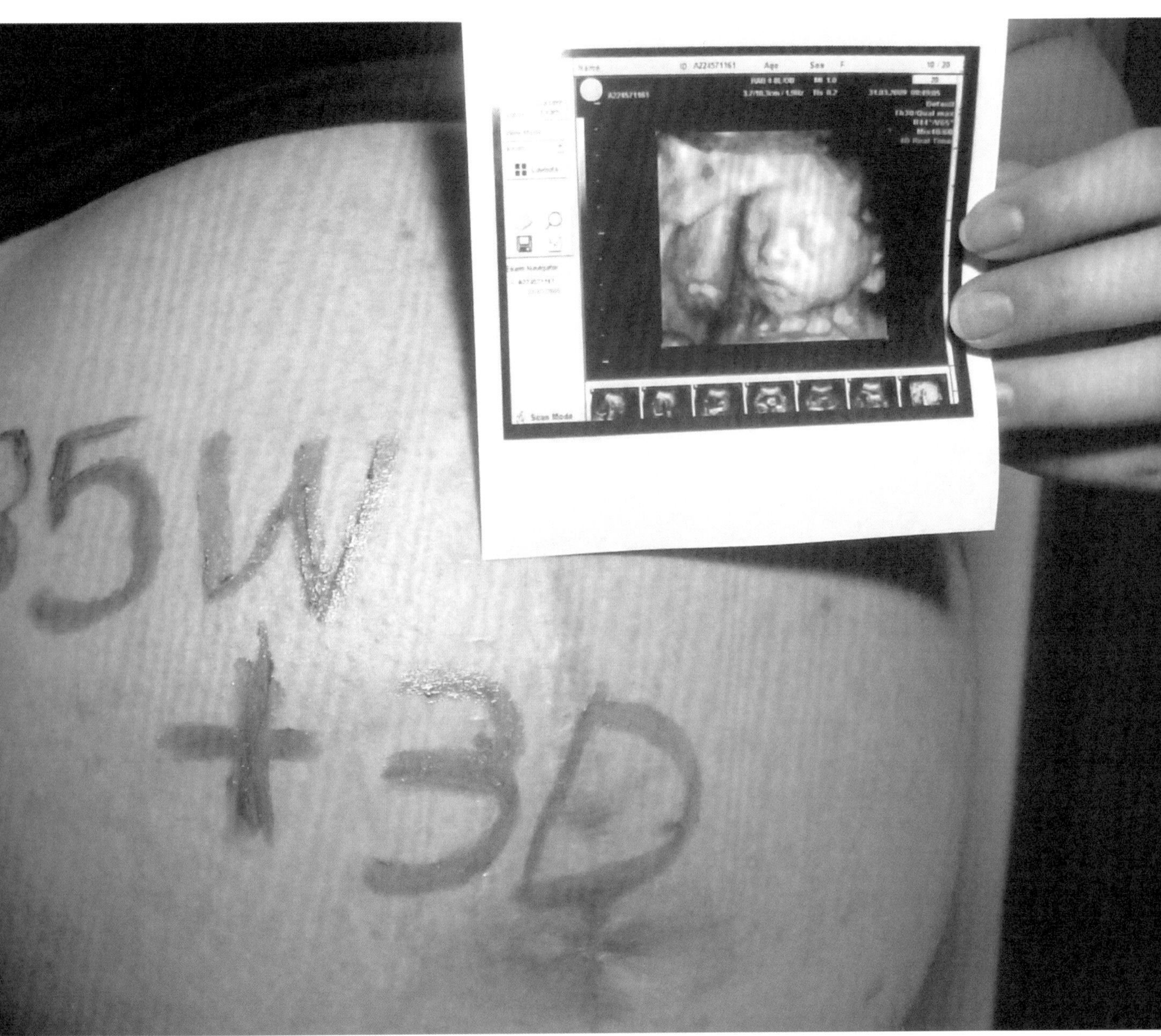
35W
+3D

story

03

圓滿人生的禮物

×

陳靜儀

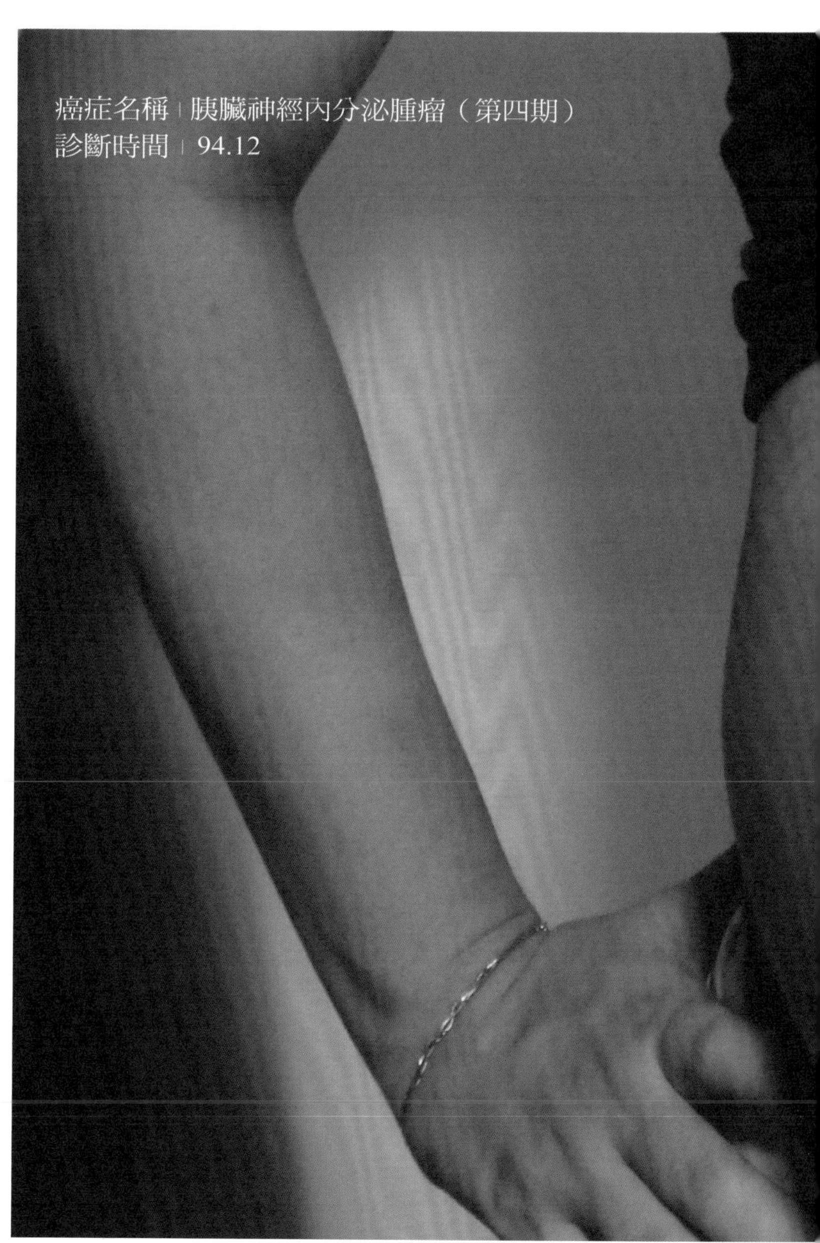

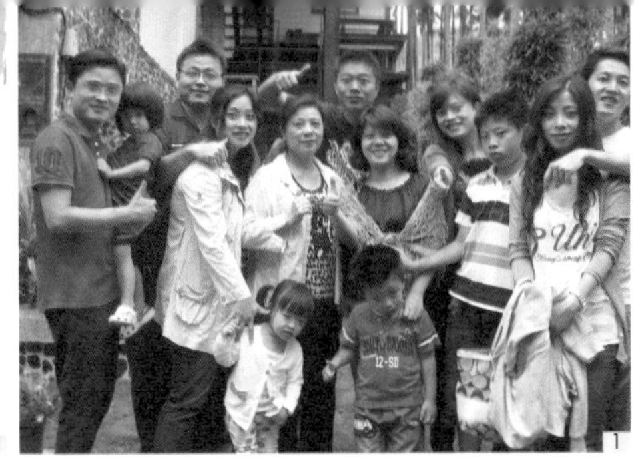

1

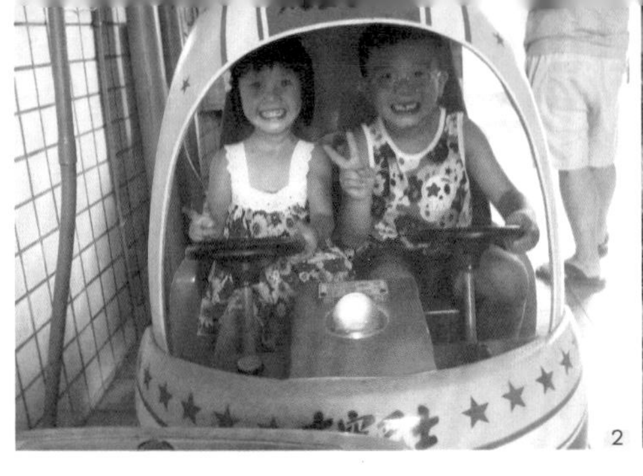

2

為愛預寫遺書

夜半時分醒來，就再也睡不著了，我看著躺在我身旁，這個我所深愛著的男人，眼眶忽然濕潤起來，想到他一路不眠不休陪我就醫問診，一肩扛起家庭重擔，絲毫沒有怨言，作為夫妻情份，這已經足夠。

這次，我將為肝臟手術再度進開刀房，卻和第一次有著截然不同的心情，看著先生緊鎖的眉頭似乎有解不開的愁緒，現實世界的牽牽絆絆到底還是進到了夢裡；不知不覺眼中早已盈滿了淚水，每次只要想到不知還能夠陪你多久，就無法抑制心中的情緒。

第一次手術時，就已經寫過一回，為了這份無法言說的傷悲，我坐在書桌前，再次著手寫下第二篇遺囑：

老公：

不要再為了我而難過，請你好好保重身體，也謝謝這麼多年來你的照顧，請你好好照顧自己及孩子們，我們曾經共處的甜蜜時光，永遠在我的心中，我愛你。

不在你身邊的日子，你是否感到孤獨無依，我很掛念你的生活起居，在我離開後，請你再為自己及孩子找個好妻子、好媽媽，帶來更完整的生活。

而我，最遺憾的是：我擔心孩子們長大後，不記得有我這個媽媽；最擔心的是：我這麼愛他們，他們卻不知道自己被媽媽這麼深深的愛過。請記得替我常常提醒孩子們：我是多麼多麼愛他們。

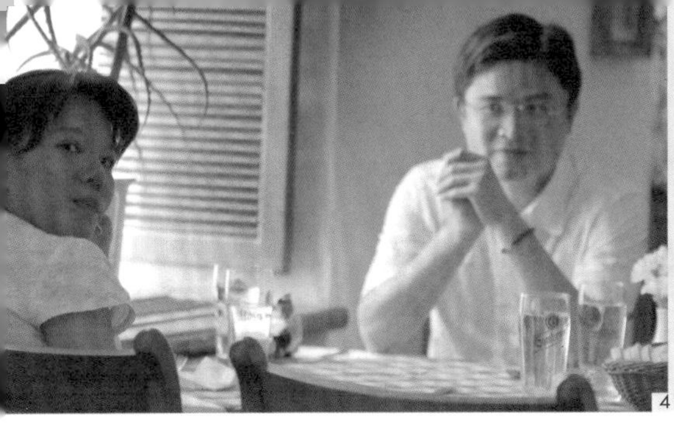

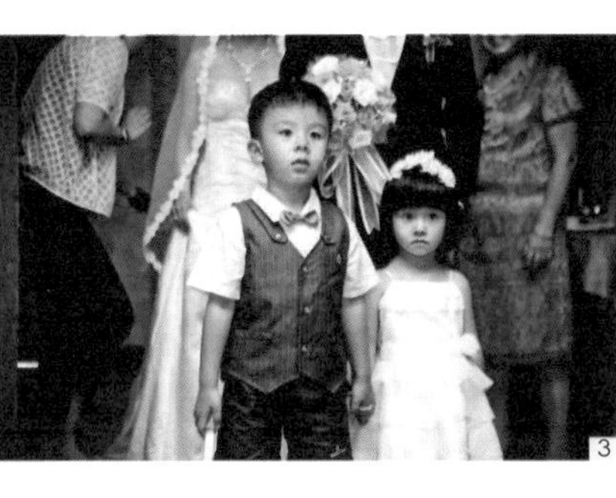

1‧家族旅遊。
2/3‧我的兩個寶貝。
4‧我與老公。

成全換得圓滿

我希望這份交代與成全，能換得先生的諒解，也因為兩個寶貝年紀還小，尚在嗷嗷待哺期，我是否有機會看著他們長大，展翅飛翔？我還有機會牽著他們的小手進小學、中學，甚至步入結婚禮堂嗎？

我真的好想看我的一雙小兒女長大成人，穿上帥氣西裝或是美麗新娘衫，當他們牽著另一半的手時，我能否在現場見證他們的幸福？不捨與難過的心情在遺囑裡展露無遺，昨晚在書寫過程中不停中斷，才發現要交代的事情好多，怎麼寫也寫不完……

隔日，進手術室的前一分鐘，我才讓先生知道遺書的存在。

就在我動刀的過程，先生和小孩細細讀著我寫給他們的信：

親愛的烜、甯：

我的寶貝，媽咪不在你們身邊，有沒有乖乖聽話？

雖然媽咪不能陪著你們長大，但是，你們一直是我最最親愛的寶貝。

烜：你是哥哥，要幫爸爸跟媽咪好好照顧妹妹，我知道你做得到，你很棒，我一直都知道。

甯：要聽爸爸跟哥哥的話唷！乖乖的孩子才會快快長大，變成漂亮的女孩。我相信你這麼棒、這麼乖，一定會變成全世界最漂亮的新娘子。

如果你們想媽媽的時候，可以看看相片，也可以照照鏡子，大家都說，你們跟媽咪長得好像，只要每次照鏡子，就會看到媽咪了。

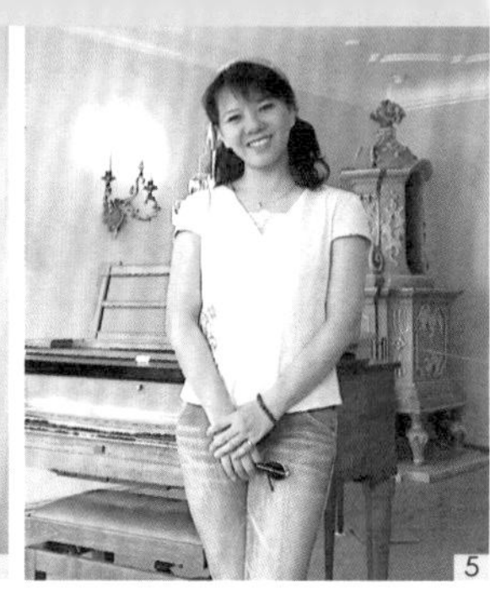
5

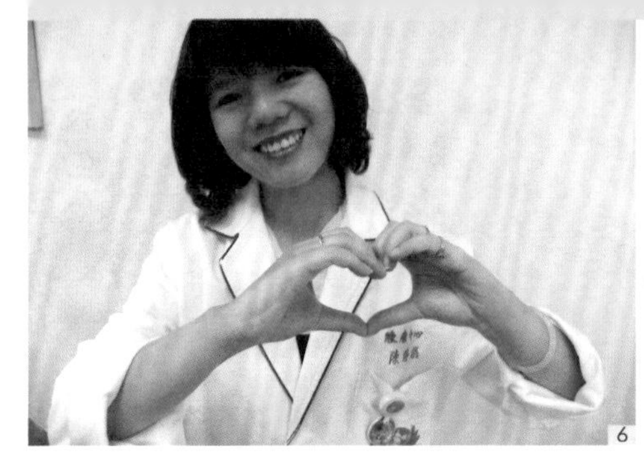
6

而我，也會在每一次你們想我時，也深深的想著你們。如果你們想念媽媽，請記得我永遠在天上看顧你們，只要你們想起我，我就能接收到。

記得念給你們聽的故事書《猜猜我有多愛你》嗎？

親愛的烜、甯，媽媽永遠的小寶貝，請你們一定要記得：「我愛你，從這裡一直到月亮，再——繞回來……」

從「癌症個管師」到成為病人

我是一位癌症個案管理師，也是一位胰臟內分泌癌併肝轉移的癌症病人。

「來，我幫你扶起來，有沒有需要什麼協助？」我牽著病友的手。忙碌的醫務生活，令我感到充實，也在服務病人的過程中獲得成就感。

民國九十三年，當時我剛新婚，從台北遠嫁嘉義，也找到一份工作，正當新生活漸漸步上軌道之際，身體逐漸出現不適症狀：腹瀉。

原本以為是因生活、工作環境改變，而造成的身心壓力，但是多次求治卻未改善，反而越趨嚴重，從三月一直到十二月已變成嚴重水瀉，導致電解質不平衡，產生噁心、嘔吐、易喘現象。

過程當中，因癌症個案管理師的工作繁忙，所以對自己的症狀並未積極處理，直到有一日在辦公室，因極度不舒服被我的老闆——蘇裕傑主任，也是後來我的主治醫師——勒令至急診檢驗，才發現電解質已低至危險數值，住院詳查後，發現胰臟尾部有一個約七公分的腫瘤，而且已經壓迫到脾臟。

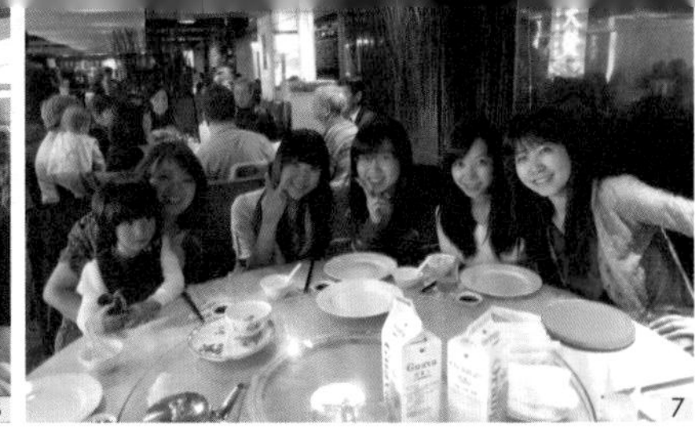

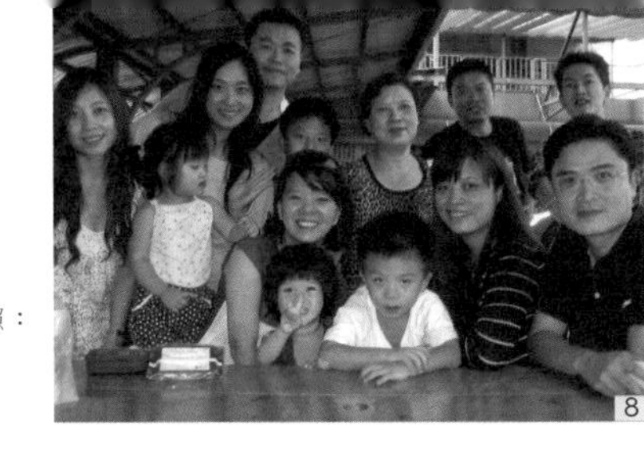

5、生活照。
6、為癌症資源中心拍的主題照：讓愛你的人放120個心。
7、第二次術後與表妹們合照。
8、家族旅遊。

診斷罹癌那年，我剛滿二十八歲，突然間，從癌症個案管理師的助人角色，一下子轉變為需要受照顧的病人。

色彩飛揚的人生，頓時化為一片灰白，我的內心千頭萬緒，其中割捨不下的是我最親愛的家人。

在我決定接受手術切除脾臟與部份胰臟的同時，已默默擬好了我的遺書，寫的盡是無法割捨的心情，與鼓起勇氣的道別話語。

我真的還年輕，我沒想到催促的時間這麼急，我還來不及做些什麼。

但我還是挺起身子，勇氣面對。

人生的使命

「老婆，」丈夫拉著我的手，看著躺在病床上的我，一步一步送我到開刀房門口。

「等我平安出來，」我故作堅強的笑著說。

被推入手術室的當下，滿是緊張與害怕，面對先生焦慮的眼神，我強自鎮定，因為我知道，等在開刀房外的他，比我更加擔憂。

我唯有勇敢，他才能夠安心。

幸好，手術順利的結束了，但是術後傷口的疼痛，全身麻醉後的不舒服，那些病人之前向我傾訴的種種，現在的我都一一經歷了。

想到過往那些對我付出信賴的癌友們，我流下了同理的淚水。

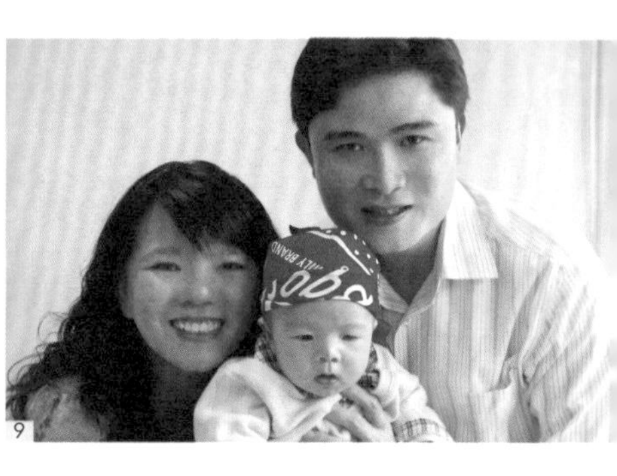
9

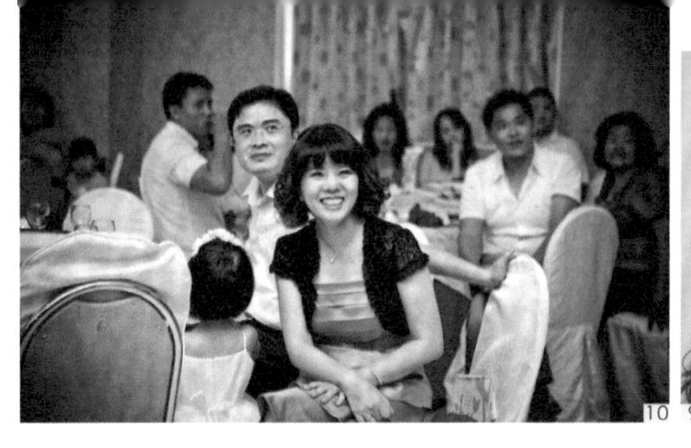
10

歷經一場手術後，我更能貼近病友們的感受。術後，我仍選擇繼續堅守工作崗位，繼續服務癌症病人。

現在的我能夠體會癌友的心情：面對疾病的未知、治療的不適、心理的惶恐，這一切我都能夠理解。

以前，癌症個管師只是一份職業，我想，現在成了我的使命。

這份志業充滿意義，從開刀房走過一遭，讓我能夠提供更好的醫療服務品質，全力以赴的服務癌症病友。

圓滿生命的禮物

每天上下班看著別人家的孩子，內心突然有種感動，如果我也有孩子，那該有多好。

我們在公園裡牽著手，繞著跑道緩緩散步，那天風很輕很涼，有幾根頭髮被吹到了臉頰，遮住了視線，他幫我理了那份牽掛。

手術後，傷口恢復得很好，我積極照顧好身體，婆婆也幫我熬湯調養。很快肚子就有了消息，由於患有「子宮頸閉鎖不全」，為此流產過一次，這次受孕後立即進行麥當勞手術（將子宮頸綁緊，避免小孩又掉出來），加上種種安胎步驟，懷孕婦女所受的折騰一樣都沒少，包括後來小孩出生後，忙著餵奶、換尿布、徹夜哄寶寶等，卻完全不覺辛苦。

曾經歷了失去，就此學會珍惜；我體會過生命的堅難與可貴，所以，能有一個香甜寶寶捧在懷裡，一切都滿足了。

「我太太生啦！」

12

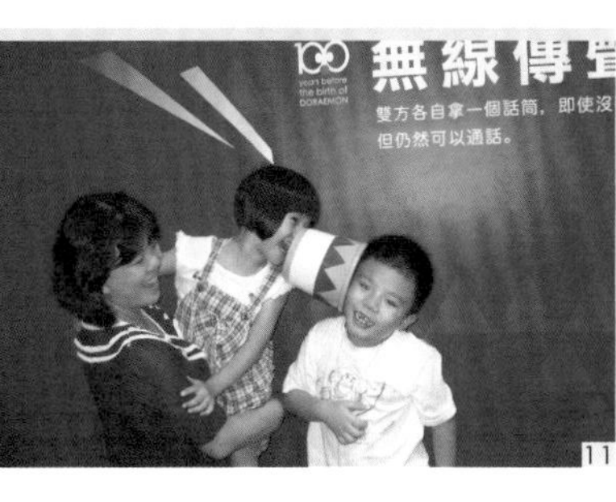

11

9．兒子滿月。
10．參加弟弟的婚禮。
11．我的兩個寶貝。
12．第二次術後時期拍的照片。

「恭喜，是個男生喔！」

兒子滿一歲之後，我又再度懷了女兒，因為更有經驗，女兒也平安的來到這個世上，上天給我這一雙寶貝，讓我無時無刻都感到幸福，所以，也就沒有所謂的辛苦。

生命得以延續，這兩個小寶貝，將我的生命圓滿成一個「好」字。

這兩個心肝寶貝是老天爺試驗我之後，給我最好的生命之禮，他們是我的快樂泉源，擁有他們，讓我的人生更有意義。

幽默化解難關

只是老天爺給我的考驗還未結束。

術後追蹤的這幾年，發現癌細胞轉移至肝臟，肝臟的腫瘤慢慢長大。我知道我必須堅強，積極面對我的腫瘤，要與腫瘤和平共存才行。

所以我決定勇敢接受第二次手術治療，切除右邊的部分肝臟。

送進手術房前，我把遺書交給先生。

手術十分順利，我再度從明亮的聚光燈下，平安歸來。

紅著眼眶的先生，忍住激動的情緒，輕輕的說：「我在手術室外一邊讀著遺言，一邊哭到抽搐。」

當我正感動到無以復加的時候，他刻意問了一句：「真的嗎？我可以再娶？我是喜極而泣啊！」

他的幽默感讓我顧不得傷口的疼痛，與麻醉後的暈眩，放聲大笑了起來，也沖淡了病房的苦澀味道。

經歷了兩次大手術，腹部留下的傷口長達二十多公分，像一條拉鍊一樣，存在我的身體中間。

那條線橫越生死兩間，令我重獲新生。

回歸崗位

癌症並不可怕，或許一時戰勝不了疾病，但是絕對不可以被恐懼給打敗。

兩個月的休養後，儘管仍有腹瀉、皮膚紅腫等症狀，毅然選擇回到守護癌友的工作崗位，擔任腫瘤中心組長、癌症個案管理師，負責相關業務。

因為我知道，我在做對病人很有意義的事情。

「你們不孤單，我會陪你們一起面對！」

從確診罹癌，歷經剛開始的震驚、面臨治療的惶恐、害怕失去親人的苦痛，再到擔心復發的不安，甚至是病況急轉直下的無力，我都期許自己能夠當病人、家屬與醫師之間的橋樑，無助焦慮時，能有一個傾聽依賴的對象。

病人罹癌之後的壓力可想而知，不論是因病帶來的恐懼、不適；治療引起的副作用、疼痛，我能以同理心來對待每一個病人。

診斷癌症之初，與癌症整個治療的過程當中，面對整個癌症疾病的診療照護過程，病人與家屬最需要癌症個案管理師的協助，這就是我的角色、

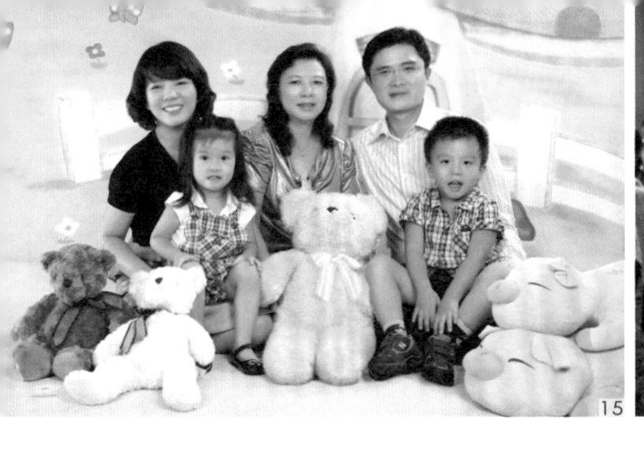

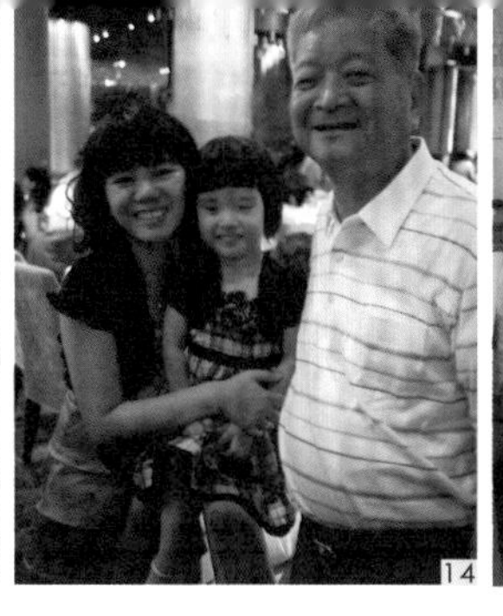

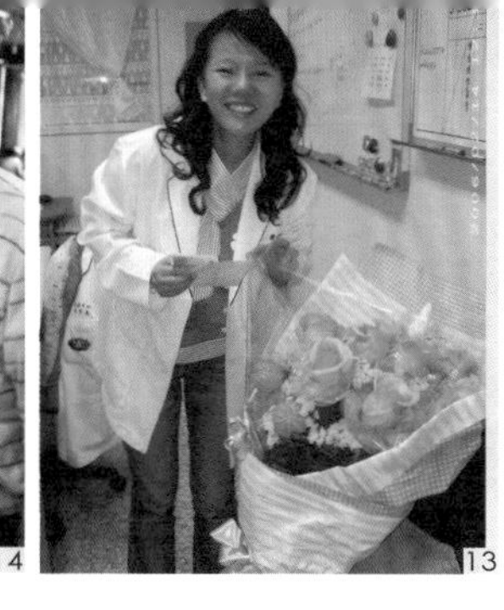

13．工作照。
14．第二次術後，與外公、女兒在弟弟的婚禮上合照。
15．全家福。

我的功能、我的價值、我的任務，且是我所熱愛與熱衷的工作。

為愛彩繪藍圖

所有事情都有兩面，但我會選擇迎向有太陽的那一面。

家人是我罹癌過程中最大的支持，先生還利用照顧我的空檔，規劃了家族圓滿之行——澎湖之旅，那時我還躺在病床上，聽著他滔滔不絕的規劃、忙著打電話訂房、安排各項行程，心中感到萬分雀躍及期待，我一定要趕快好起來，才能和家人一塊出去玩。

這些正面力量，支持著我不斷向前邁進。

我今年三十六歲了，我是癌症患者、兩個孩子的母親，也是專業的癌症個案管理師，我很幸福。

「猜猜我有多愛你。」

「我愛你，像我舉得這麼高，高得不能再高。」

「我愛你，從這裡一直到月亮，再——繞回來……」

這是我經常對孩子說的枕邊書：《猜猜我有多愛你》，我願意把這份愛也分享給你們。

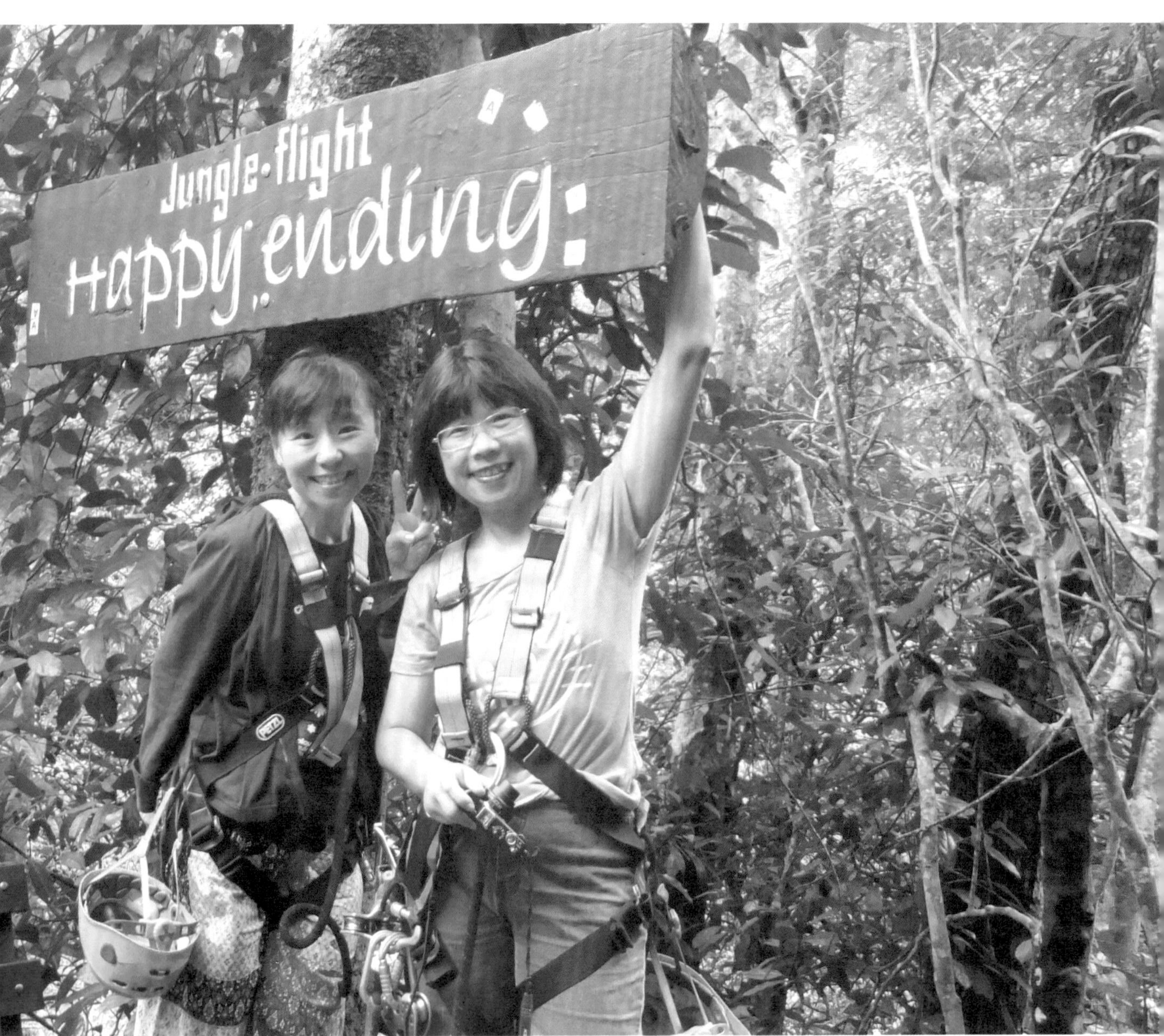
Jungle-flight
Happy ending:

story

04

開朗老師的教育使命 × 李惠蘭

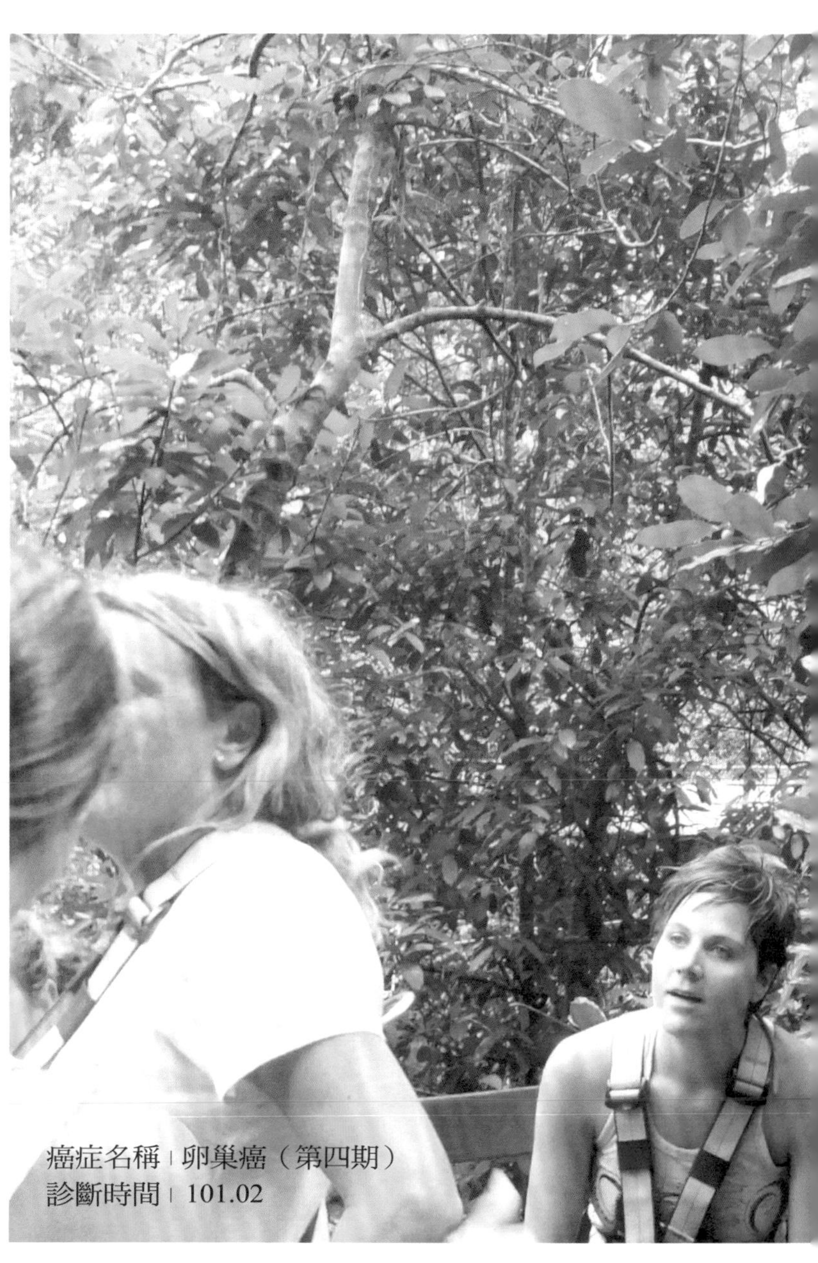

癌症名稱｜卵巢癌（第四期）
診斷時間｜101.02

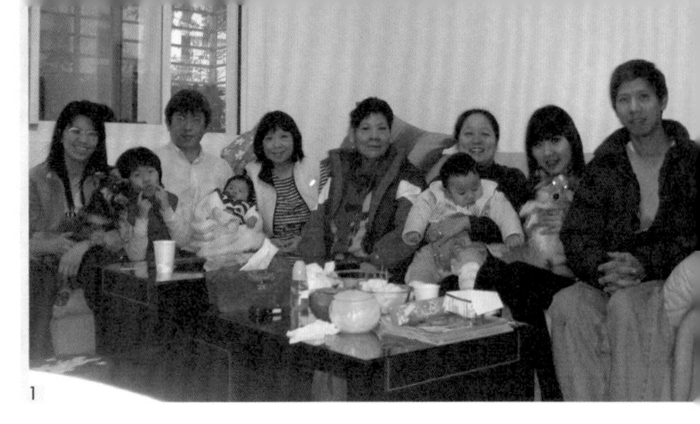
1

奢侈的幸福

「坐好！認真吃飯」、「快去刷牙」、「洗澡時間到了」、「不要和姊姊吵架」、「妹妹不要哭！」、「趕快上床睡覺」……

跟全天下的媽媽都一樣，有了孩子後就成了碎碎唸的歐巴桑，早上工作、晚上整理家務，過著戰鬥陀螺般的日子。

只是沒想到，有一天，這也會成為一種奢侈的幸福！

未來是否還有機會碎碎唸？還能不能擔任護理老師、媽媽的雙重角色？

遠遠望著兩歲和九歲的女兒，聽著她們的對話聲音，我的眼眶不知不覺紅了……

「妳的卵巢腫瘤有二十公分，外加多處遠端淋巴轉移。」

那天身體檢查，醫生知道我是護理老師，毫不隱瞞的用專業英文要我：「能切的都切乾淨，不要猶豫。」

具有專業醫學背景，卻一發現就已是癌症末期，我的驚駭與恐慌比一般人更加巨大。回家後，為了讓家庭繼續「如常運作」，我努力讓自己冷靜，和平常一樣唸著小孩：「坐好！認真吃飯」、「快去刷牙」、「快去洗澡」……

不在院中，就在門診間

「醫療人員當然也會生病，只是讓人覺得疑惑的是，妳怎麼會搞到這麼嚴重才發現？」朋友問過我這個難以回答的問題。

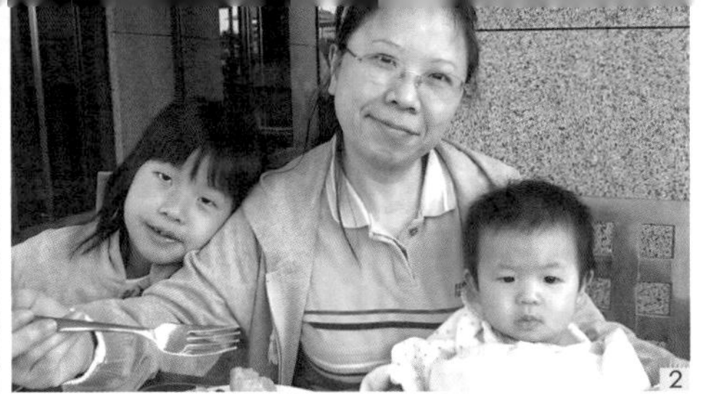

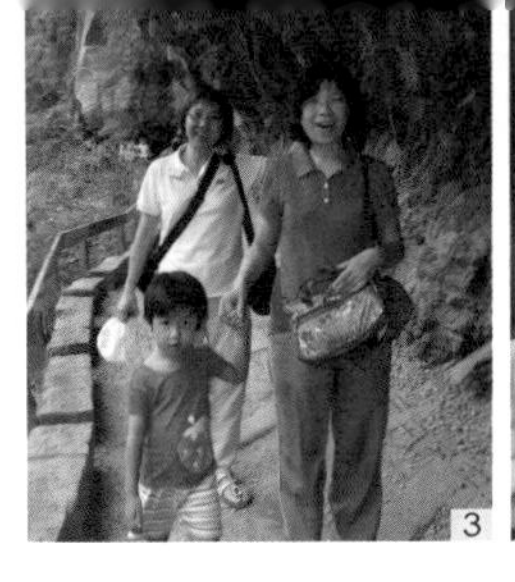

1、初二全家大集合。
2、埔里雲品酒店，與兩個寶貝合照。
3、到砂卡礑步道遊玩。

這卻是許多癌症的共同特點——幾乎沒有徵兆。

入院第一天，藥劑注入的三秒內，我的右手臂和右下腹疼痛不已，往後更經常痛到躲在棉被裡哭泣。化療併發的後遺症，讓人一吃就吐，胃部好似被人用拳頭鑽入一樣，只能像蟲一樣捲曲在床。

一年九個月以來，我不是在住院，就是在門診間，一共開了六次刀、身上挖了十六個洞、住院一百三十八天、正子攝影六次，針劑注射（化學治療）超過一百日，頭髮掉光三次，還有數不清的各種抽血、斷層攝影、中西醫藥方……。

藥劑變成了我的零食糖果，隨時吞服。

持續的疼痛與疲憊，身心能量逐日消耗，曾經自豪的堅強意志，此時也不太管用，整個人好似停滯於死蔭幽谷。

找一個拼命活下去的理由

原來，我除了怕痛，還是個怕死、貪生的人。

我好怕死，小女兒才剛滿二歲，成天包著尿布，路也走不穩，老大也才九歲，我還想多陪陪她們，我還有好多好多事沒有做，不甘心就這樣走掉，說什麼都不甘心。為母則強，是我拼命活下去的理由之一。

「面對癌症不是對抗，而是與癌共存、精壯自己、善待細胞。」

大量閱讀帶給我生存的力量，李豐醫師、曹又芳女士的著作，扭轉我對癌症的錯誤觀念。

4. 到韓國、泰國發表論文。
5/6. 與碩博士班的同學及老師合照。

經過二年的治療與成長，我發現內心平安最為重要。

凡事有正向信念，有念就能生願，有願就會產力，有力就能前行，才會讓自己更沉穩去處理與面對事情。把握時光，是我拼命活下去的理由之二。

我不再像之前時時對死亡充滿恐懼，好像接近臨終似的哭泣著，乞求上蒼讓生命重來一次。

治療的空檔，我開始陪伴家人、回饋社會，除了擔任孩子幼稚園和小學的班親家長，也返回學校任教，帶領護理學生實習，更完成最後階段的博士論文，甚至出國研討與進修。

我還嘗試寫部落格，因而認識許多「卵巢系同學」，也固定和幾位剛罹病的同學保持密切聯繫。具有十三年醫學／加護中心經歷，十六年教師經驗的我，身兼病患與護理人員，讓同病不只能相憐，更能互相鼓舞，給予正確的意見。轉化大愛，是我拼命活下去的理由之三。

讓我們一起慢慢變老

「生、老、病、死，妳竟然比我先跳過一個！」先生還抱住我。

執行「切除手術」後，沒了卵巢及荷爾蒙的保護，往後將立即進入老年期，連調適的更年期都沒有。

我從公事、家事一肩扛起的戰鬥陀螺，突然變成什麼都不用管的米蟲，自以為健康又強壯的身體，其實早就「歸組壞了了」。

以前常到社區家庭訪視老人，總不自覺想到自己年老的情境，沒想到我現在很有可能不會變老。

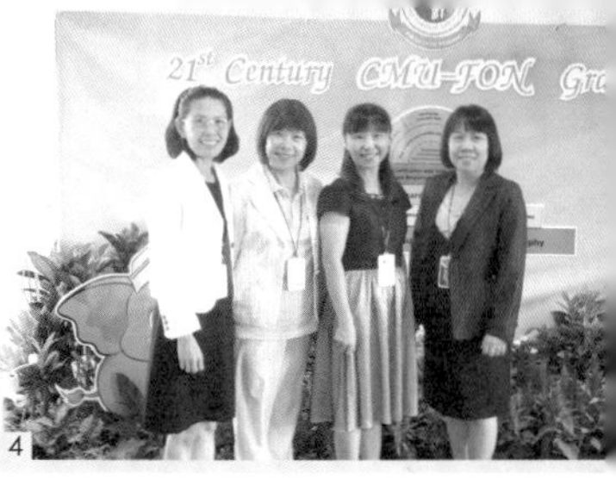

4

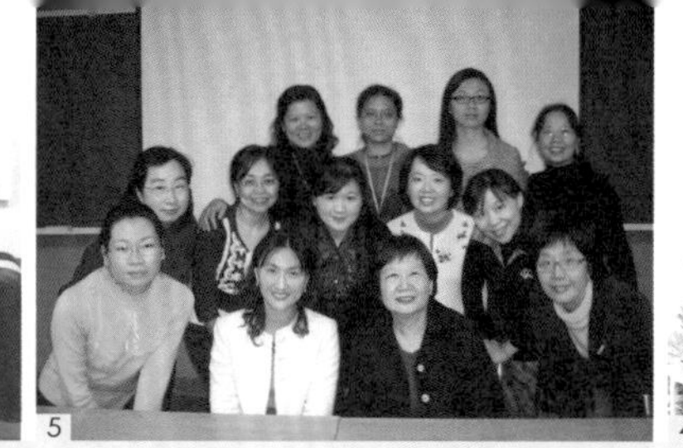
5

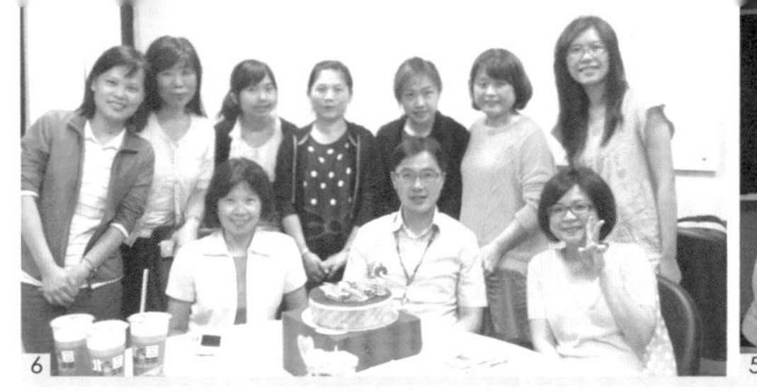
6

原來能夠變老，竟然也是件幸福的事！

當初回學校辦理交接手續，我跟同事、學生道別：「親愛的朋友們，如果你開始老花或忘記事情，這都是屬於幸福的事，因為你還有機會變老。」

人生就是不斷地說再見，哼著那首「最浪漫的事」，含淚寫下預備留給先生的感謝：

親愛的老公：
老天常在我們不預期時丟出生命課題
感謝有你一路相伴、不離不棄
憑我們同心、智慧與善良
相信一定可以順利通過挑戰

嫁給你是我這輩子做得最對的一件事情
上天將所有美好的祝念都福溢我們的家
我們可以按照生命的時序一步步向前走
看著孩子們長大
一起慢慢變老……

7. 赴美參與學術交流，於加州 UCLA 校園。
8. 拜見護理理論的頂尖學者 Melies（前排右）。
9. 與同學們合照。

不再當疲於奔命的陀螺

每當得知癌細胞復發，再次開刀、化療時，不免恐慌絕望，我開始在心中默念經文，祈禱著一切，信仰的無形力量超乎想像，讓人獲得沉穩的力量。

癌症是個美麗的生命導師，
教育我們「何者為重」，提醒何謂「順序」與「平衡」。

當身體越來越健康，越覺得可以活得更久；那段靜躺病床的時光，讓生命有了新的優先順序，我願意多愛自己，不再當個疲於奔命的陀螺。

「同學，知道如何判定淋巴腫和水腫的分級嗎？」

「看看老師化療後的光頭！」

「摸摸人工血管，埋在皮膚下的觸感。」

圓一個開朗老師的使命，我懷抱著感恩心情，和學生分享一個活生生的生命教育。

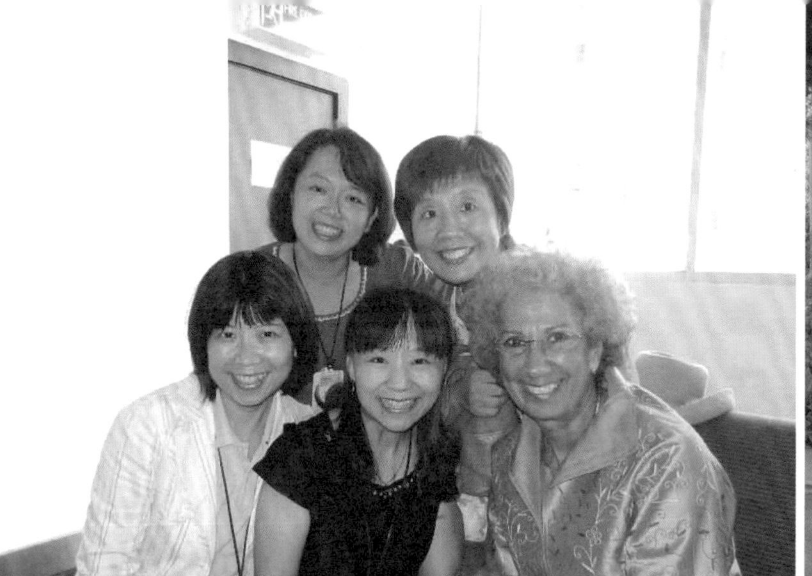
8

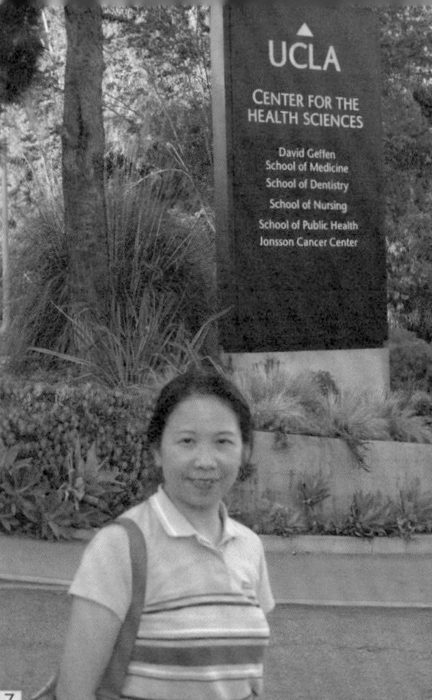
UCLA
CENTER FOR THE
HEALTH SCIENCES
David Geffen
School of Medicine
School of Dentistry
School of Nursing
School of Public Health
Jonsson Cancer Center
7

9

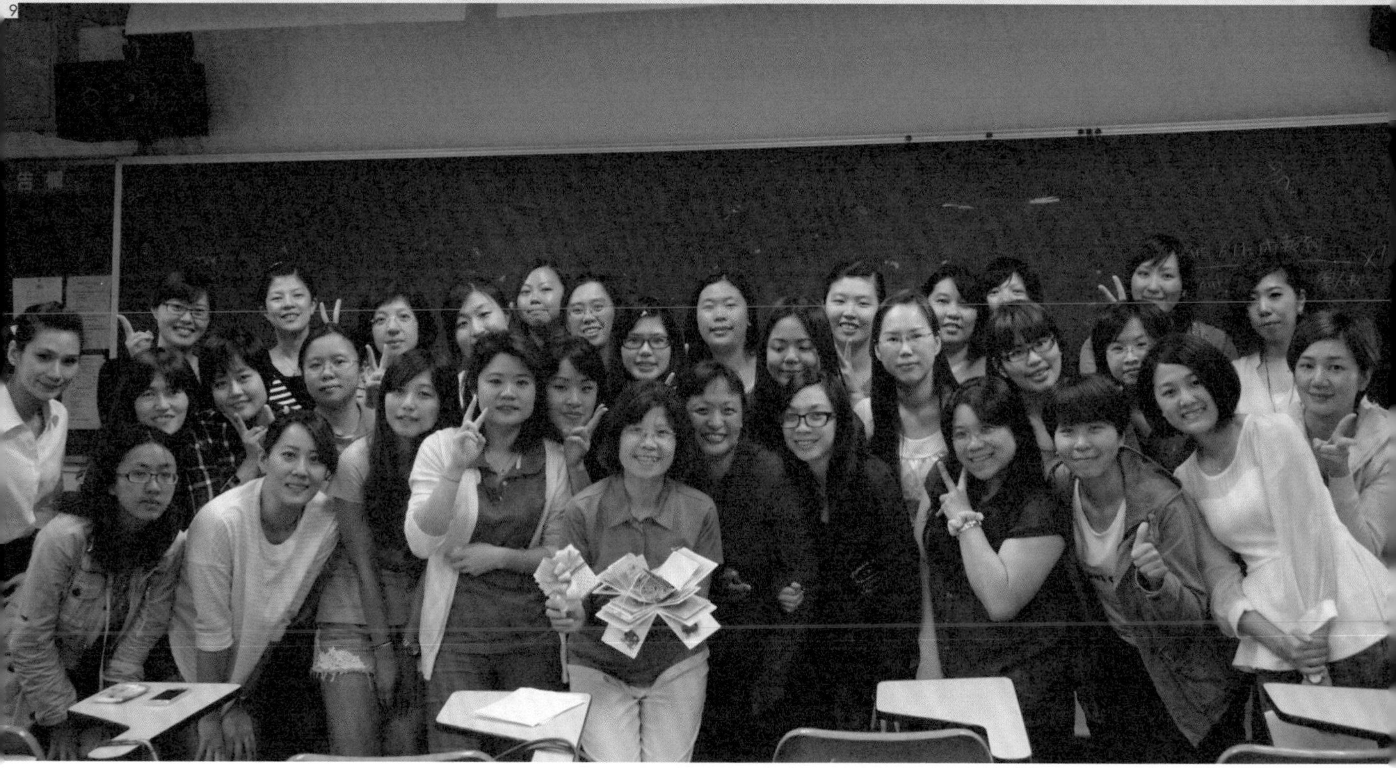

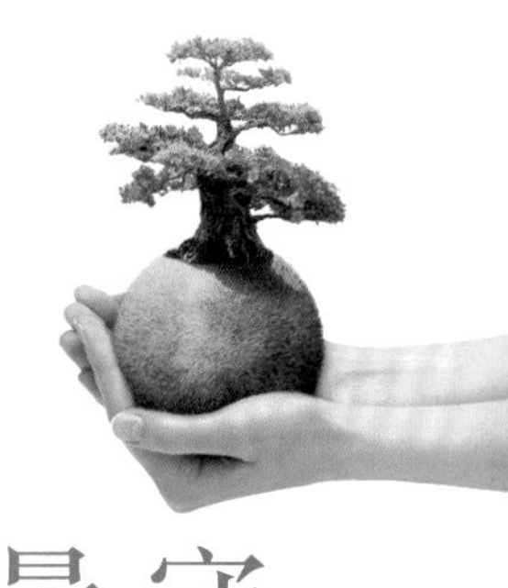

守護——最堅強的後盾，癌症資源中心

文／葉淑玲

剛診斷罹患癌症的您，正面臨人生艱難的挑戰，但想告訴所有正在與癌奮戰的朋友們，你們並不孤單，因為在台灣，除了有卓越的癌症醫療技術，還有一個專為癌友與家屬服務的地方——「癌症資源中心」，提供全方位的照護和支持。

「癌症資源中心」設置於全國各大醫院內共計五十三間，主要提供癌友及家屬一個快速、簡易、暢通的直接服務窗口與空間，由專業護理或社工人員，在第一時間內提供癌友及家屬必要的協助，如：諮詢、轉介等服務，使其在面臨罹癌的重大衝擊後，能儘快恢復生活秩序，及早開始接受正規治療，使癌友與家庭能在治療後順利地重返生活軌道。

因此在治療過程中，有關醫護、衛教、照護、心理、情緒、資源申請及轉介服務等問題，皆可尋求癌症資源中心的協助，經由專業人員評估、溝通、協調後，將能快速獲得問題解決及幫助，可減少癌友及家屬們許多時間與不必要的奔波。

「癌症資源中心」為因應癌友醫療照護需求所設立的服務窗口，

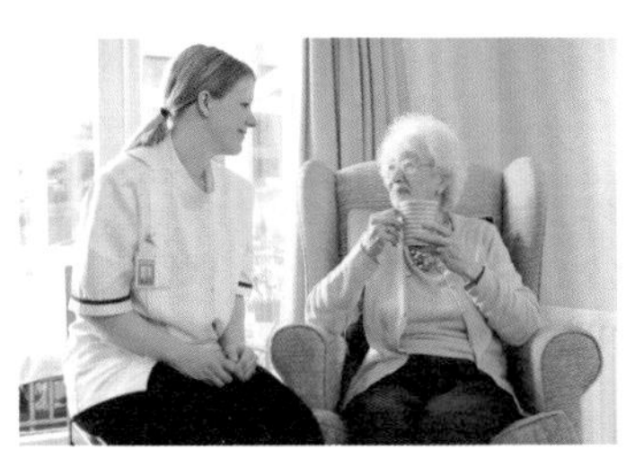
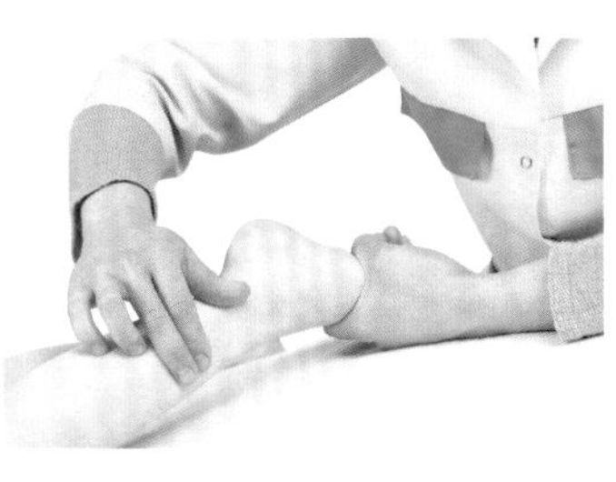
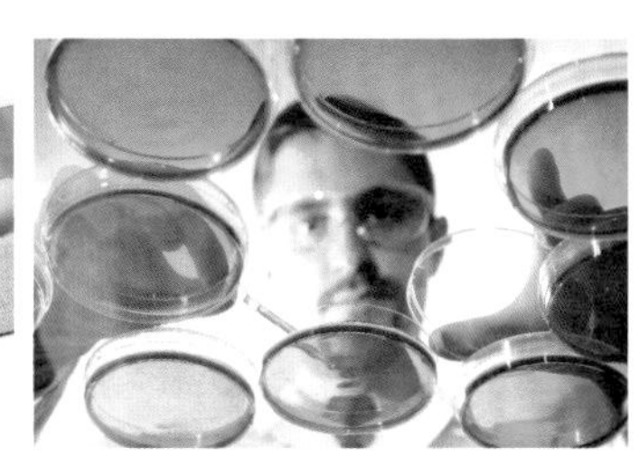

這裡的護理或社工人員總以人飢己飢的服務精神，站在癌友與家屬的角度，多想一點、多做一些，並提供各項資訊、資源與支持，一路陪伴從診斷、療程計畫、治療過程到邁向康復之路。

資訊：面對癌症，第一時間最重要的就是面對它、認識它和了解它。「癌症資源中心」可提供免費癌症衛教資訊及資料，並且不定時更新訊息，幫助您深入淺出認識癌症，以及後續的治療和照顧，中心內皆聘任專業的護理或社工人員，為癌友與家屬解釋說明。

資源：罹癌期間遇到的所有大小問題，「癌症資源中心」為癌友與家屬找資源、想辦法！無論需要假髮、頭巾等康復用品、醫療輔具、經濟補助，或是交通住宿訊息等，「癌症資源中心」集結社會所有資源，依癌友個別情況，提供最適切的幫助，解決治療階段的所有大小問題事。

支持：抗癌是一條漫漫長路，更需要陪伴與支持，才能更有信心抗癌到底。「癌症資源中心」以團隊的力量，整合各項資源，架設一張綿密而完善的照護網絡，經由全人照護、全程服務及全方位關懷，做全台灣四十八萬個癌症家庭的另一雙手，從旁協助並提供支持。

衛生福利部國民健康署已輔導五十三家醫院成立「癌症資源中心」，從癌症預防、安寧照護、醫療資源、社會支援到心理支持等服務，完整且專業的服務結合，陪伴癌友與家屬們一起共渡生命最艱難的時刻，「癌症資源中心」永遠敞開大門、伸出雙手，期許成為癌友家庭最堅強的後盾！

區域	醫院	電話
	三軍總醫院附設民眾診療服務處	(02)8792-3311 分機 10721
	振興醫療財團法人振興醫院	(02)2826-4400 分機 3029
	財團法人基隆長庚紀念醫院	(02)2432-9292 分機 2420
	行政院國軍退除役官兵輔導委員會臺北榮民總醫院	(02)2871-2121 分機 8919
	財團法人國泰綜合醫院	(02)2708-2121 分機 1040
	國立臺灣大學醫學院附設醫院	(02)2312-3456 分機 62098
	臺北醫學大學附設醫院	(02)2737-2181 分機 1150
	財團法人徐元智先生醫藥基金會附設亞東紀念醫院	(02)8966-7000 分機 2176
	財團法人佛教慈濟綜合醫院台北分院	(02)6628-9779 分機 8020
	財團法人汐止國泰綜合醫院	(02)2648-2121 分機 3611
北區	財團法人天主教耕莘醫院	(02)2219-3391 分機 66104
	財團法人林口長庚紀念醫院	(03)328-1200 分機 5131 或 3563
	財團法人馬偕紀念醫院新竹分院	(03)611-9595 分機 6210 或 6206
	台北市立萬芳醫院	(02)2930-7930 分機 7014
	台北市立聯合醫院仁愛院區	(02)2709-3600 分機 3517
	財團法人基督長老教會馬偕紀念醫院	(02)2543-3535 分機 3475
	國立台灣大學醫學院附設醫院新竹分院	(03)532-6151 分機 4527
	財團法人新光吳火獅紀念醫院	(02)2833-2211 分機 2579
	行政院衛生署桃園醫院	(03)369-9721 分機 1845
	和信治癌中心醫院	(02)2897-0011 分機 3957
	行政院衛生署雙和醫院	(02)2249-0088 分機 1264、2409

區域	醫院	電話
	財團法人大里仁愛醫院	(04)2481-9900 分機 11428
	中山醫學大學附設醫院	(04)2473-9595 分機 20336
	中國醫藥大學附設醫院	(04)2205-2121 分機 7277
	行政院衛生署豐原醫院	(04)2527-1180 分機 2630
	社團法人童綜合醫院	(04)2658-1919 分機 3514
中區	行政院國軍退除役官兵輔導委員會台中榮民總醫院	(04)2359-2525 分機 3263
	財團法人彰化基督教醫院再出發 - 癌症病友服務中心	(04)723-8595 分機 4510
	社團法人光田綜合醫院	(04)2662-5111 分機 3209
	社團法人秀傳紀念醫院	(04)725-6166 分機 66359
	澄清綜合醫院中港分院	(04)2463-2000 分機 55123
	財團法人佛教慈濟綜合醫院臺中分院	(04)3606-0666 分機 4000

區域	醫院	電話
南區	財團法人佛教慈濟綜合醫院大林分院	(05)264-8000 分機 5671
	台南市立醫院	(06)260-9926 分機 21122
	國立成功大學醫學院附設醫院	(06)235-3535 分機 3088
	財團法人台灣基督長老教會新樓醫院	(06)274-8316 分機 1260
	財團法人奇美醫院柳營分院	(06)622-6999 分機 77661
	財團法人奇美醫院	(06)281-2811 分機 53292
	行政院國軍退除役官兵輔導委員會高雄榮民總醫院	(07)346-8201
	阮綜合醫療社團法人阮綜合醫院	(07)335-1121 分機 1636
	高雄市立小港醫院	(07)803-6783 分機 3185
	財團法人私立高雄醫學大學附設中和紀念醫院	(07)312-1101 分機 6890
	財團法人義大醫院	(07)615-0011 分機 5209
	財團法人屏東基督教醫院	(08)736-8686 分機 1125
	國立臺灣大學醫學院附設醫院雲林分院（斗六院區）	(05)633-0002 分機 8209
	財團法人天主教聖馬爾定醫院	(05)275-6000 分機 2271
	財團法人嘉義基督教醫院	(05)276-5041 分機 2229 或 7179
	長庚醫療財團法人高雄長庚紀念醫院	(07)731-7123 分機 3259
	長庚醫療財團法人嘉義長庚紀念醫院	(05)362-1000 分機 2954

區域	醫院	電話
東區	財團法人佛教慈濟綜合醫院	(03)856-1825 分機 3285
	財團法人台灣基督教門諾會醫院	(03)824-1445
	財團法人羅許基金會羅東博愛醫院	(03)954-3131 分機 3210、3212

歡迎至台灣癌症資源網 www.crm.org.tw，查詢全台「癌症資源中心」相關資料。

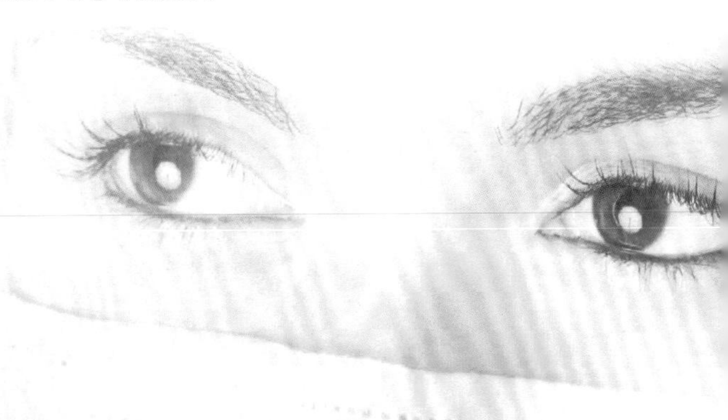

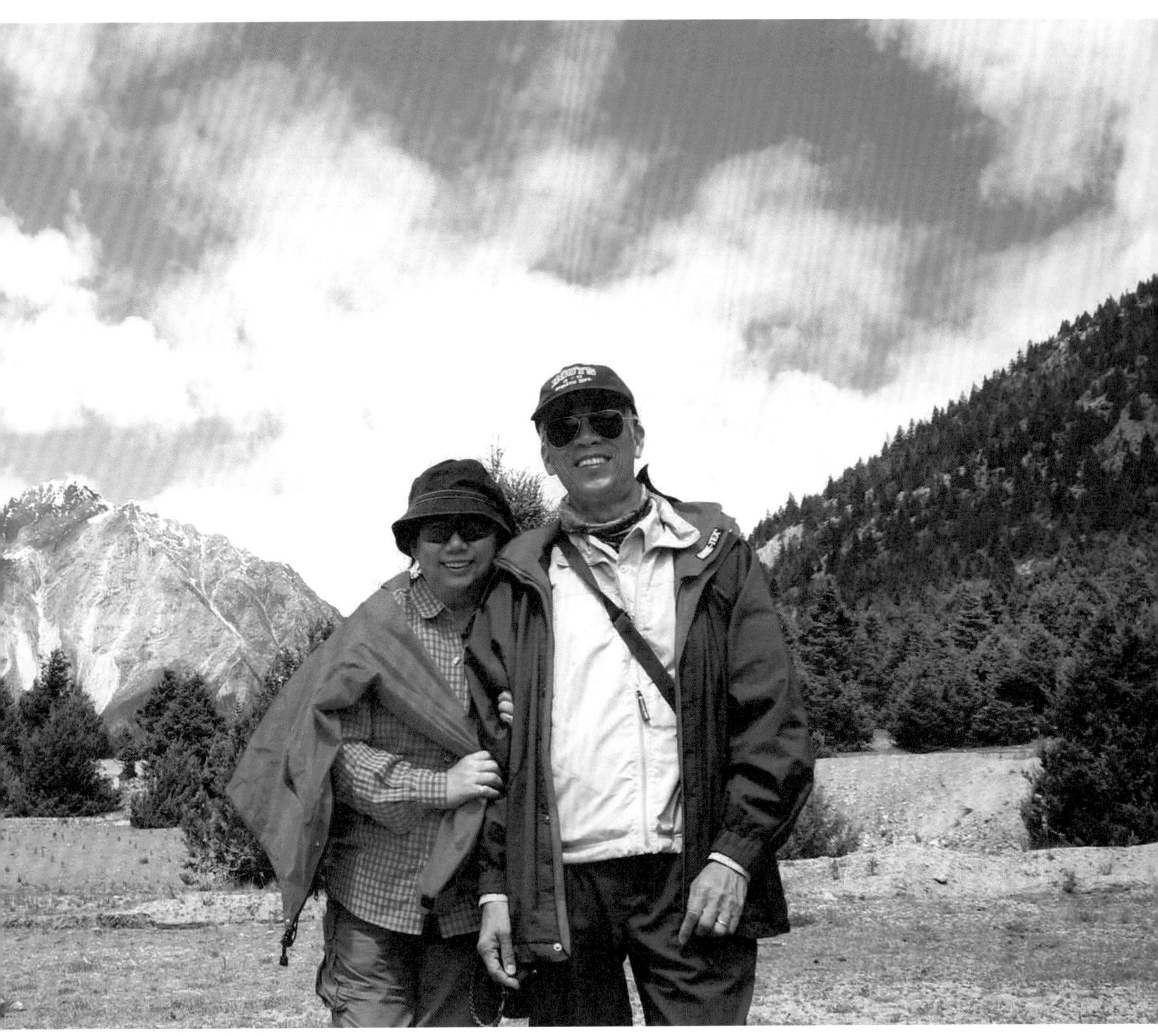

05

story

遠征心中的山嶽 × 林瓊惠

癌症名稱｜乳癌（第三期）
診斷時間｜98.02

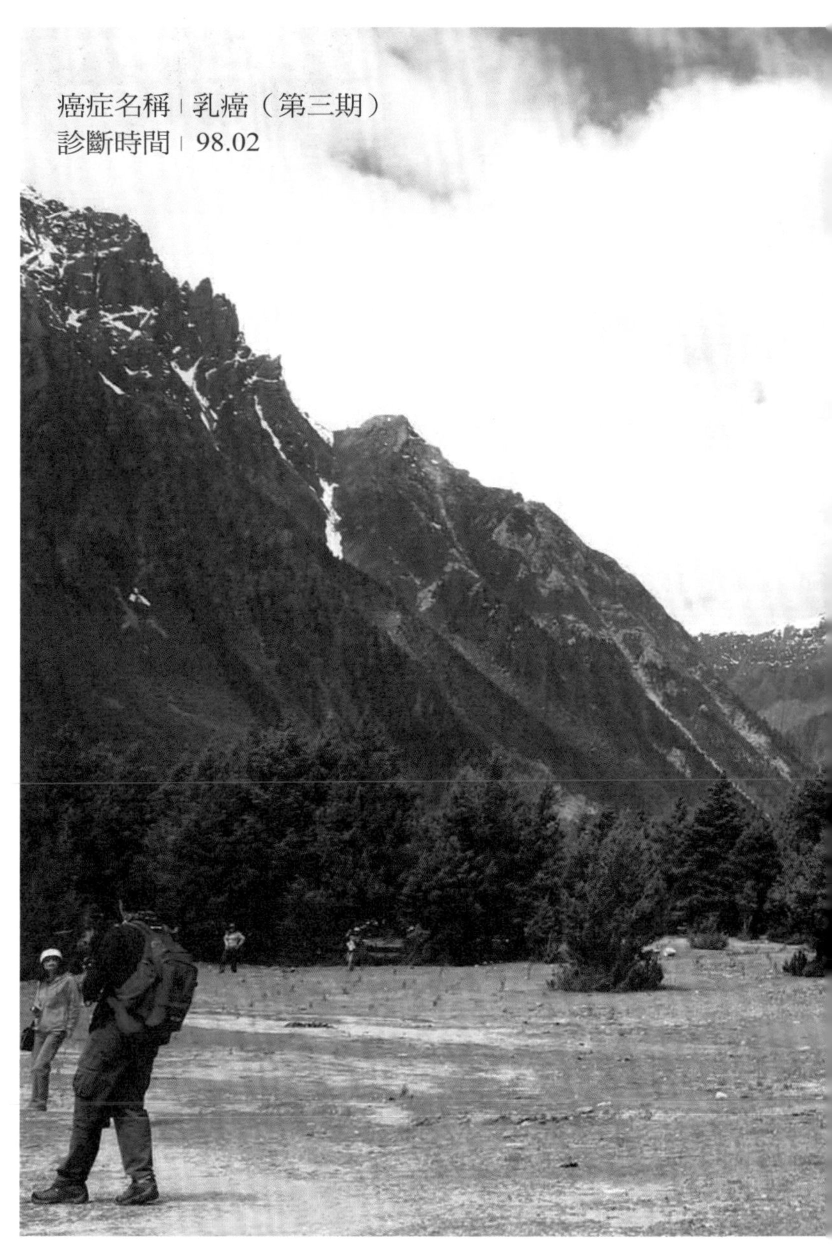

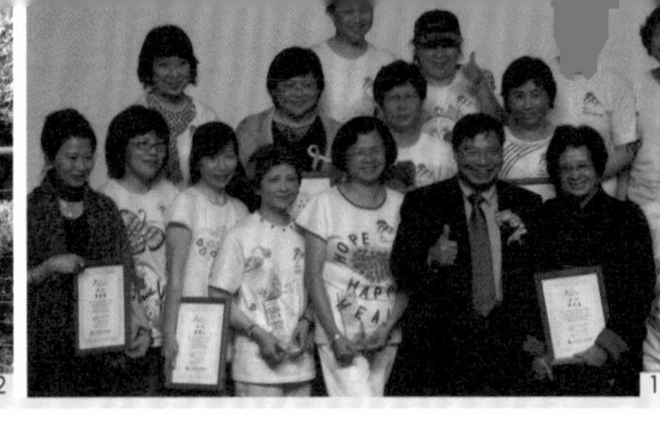

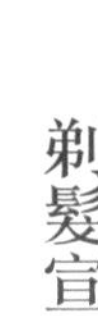

剃髮宣言

「嗡——嗡——」我拿起刮鬍刀，對著鏡子，把頭上的頭髮全數剃光。

開始化療後，頭髮一根根的掉落，我不想看自己這付狼狽脆弱的模樣，拿起先生的刮鬍刀，沒有再多想，啟動電源，「嗡——嗡——」來回幾下，就把剩餘的煩惱絲通通掃光。

我特地撥電話給先生，告訴他：「回家不要嚇到喔！我已經將頭髮剃掉了。」也藉此宣示自己抗癌的決心。

「我還年輕，怎麼會被癌症打敗！」我睜大眼睛看著鏡中的自己，相當滿意自己光頭的造型，不自覺笑了出來。

我從來不是個喜歡哭哭啼啼的人，對於家中大小事都能一手包，自從知道罹患乳癌之後，我告訴自己生病了就是要治療，沒有時間留給傷心，因此我大膽剃光頭髮，減少無濟於事的負面想法，信任醫生，照顧好自己，不讓家人擔心。

我會讓你先走

「阮的一生獻乎恁兜，才知幸福是吵吵鬧鬧，
等待返去的時陣若到，我會讓你先走，
因為我嘛嘸甘，放你為我目屎流……」——江蕙《家後》

民國九十八年過年期間，因為右胸不太舒服，到台大醫院檢查，等待

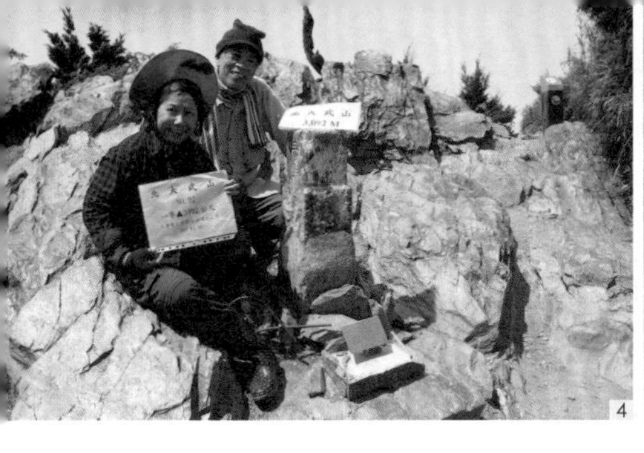

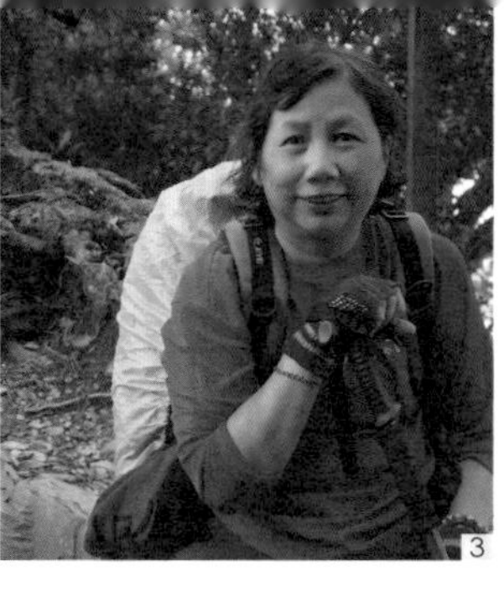

1. 乳癌防治基金會15週年T恤創意比賽頒獎(最佳勇氣獎)。
2. 中正公民會館志工旅遊。
3/4. 北大武山留影。

報告期間已有最壞的打算，當確定罹患乳癌第三期，我先生怎麼也不敢置信，一向樂觀的我會得到癌症。

這個打擊，讓他難以接受，但我仍鎮定地安慰他，突然想到江蕙唱的「家後」，對他說：「放心，我會讓你先走，因為我嘸甘，放你為我目屎流。」

瞬間他的情緒崩潰，抱著我眼淚決堤。雖然是我罹患癌症，卻換成我來安慰他！

由於母親是乳癌患者，因此我知道自己屬乳癌高危險群，早做好心理建設，之前一次檢查發現乳房鈣化現象，本應要定期追蹤，卻因事忙，大意疏忽了。

老天爺替我開了這扇門，給我不同的課題，讓平淡的日子跟著改變……

爬過治療關口

危機就是轉機，我決定當個「聽話、配合的病人」，開刀、化療、放療、標靶治療無一不從。一次化療中，造成白血球急速下降引起高燒，馬上送進急診室，住院一星期，在鬼門關走了一遭，沒有讓我氣餒，只是覺得有些疲憊。

我把每個醫治環節，視為爬山，一座山接著一座山的攀爬，雖然起起伏伏的山勢讓人感到辛苦，但總會有下山，抵達目的地的時候。

很幸運的，不同於其他病人有嚴重的副作用，我只有像懷孕時期害喜的症狀，或是胃不舒服的情況。

如果要說最痛苦的階段，應該就是每次做完化療後，第二天肩膀開始

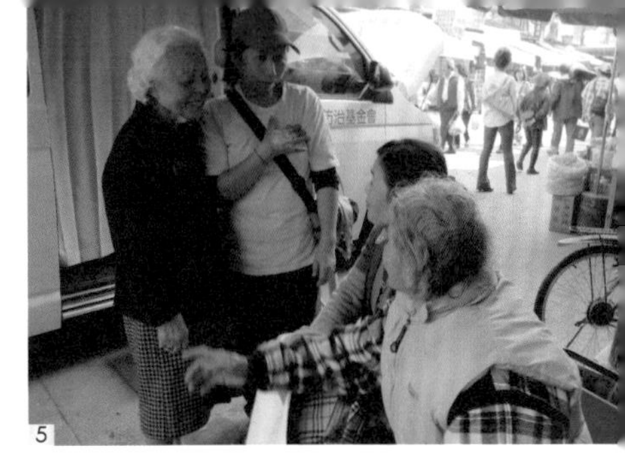

5

劇烈酸痛，就連簡單的翻身動作都變得十分艱難。

關關難過關關過，維持信念，咬著牙、熬過去，不知不覺就攀越這座荊棘。

治療告一段落，體力慢慢恢復，我開始訓練體力，先生陪著我進行短程健走，接著嘗試爬小山，「瓊惠，妳可以的！」

他總是這麼鼓勵我，讓我陸續接受嘉明湖、北大武山和綠島徒步環島的挑戰，更相約征服南疆。雖然患病前，我已經累積許多爬山經驗；但病後的每一步，都是自我體能的再超越。

分享是一生的功課

「媽媽，人一生的功課如果沒有做完，妳想提早下課，老天爺也不會讓妳下課。」

女兒這一句話，讓我開始思索：「對我而言，生這場病，是否又是一個新的人生起點？而這個起點又將往何處前進？」

心底一個個問號陸續浮現，而這些疑點似乎有一個共通的答案：分享。

分享，是一個動詞，一股力量，讓我無懼的往前走；也許我可以藉由自己的經驗，讓人明白定期檢查的重要性。

一次偶然的機會，回診時醫生問我：「要不要加入抗憂鬱的課程？」當下心想，我那麼樂觀還需要參加嗎？

在醫生的鼓勵下，我加入了乳癌防治基金會。後來更參與基金會的排

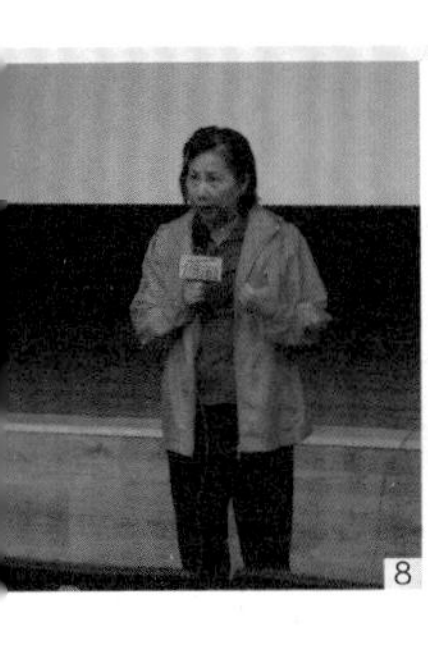

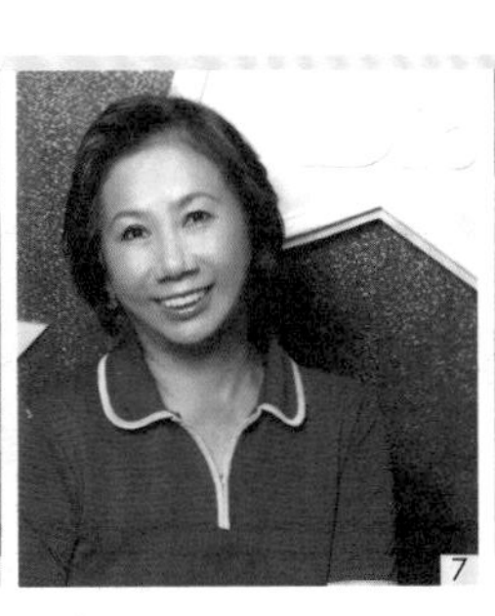

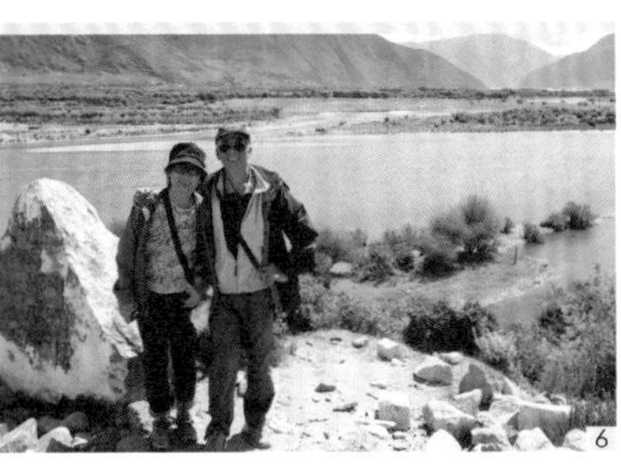

5、參加義診服務。
6、西藏旅遊留影。
7、生病癒後每年都會拍張美美的照片。
8、女性影展「LuLu與我」紀錄片，影後病友分享。

舞社，期待每星期開心與同伴共舞。某種機緣下，又參加台灣癌症基金會的「笑顏（癌）逐開社」，從此跨進志工行列。

只要有需求義診志工的機會，我都盡量參與，希望將正面想法分享給大家，提醒婦女要定期做檢查，不要害怕結果，像我一樣，即使生病也要勇敢接受治療。

改寫人生的歌樂

記得剛罹病時，我告訴女兒：「媽媽中獎了！」

女兒竟然平靜的回答：「好！那你就聽醫師的話。」

雖然女兒這麼說著，每次都會問我想吃什麼，不管多遠仍開車買回來給我，就因為她知道，媽媽難得有胃口，儘管我最後只吃得下幾口。

「生病不苦，騙媽媽才苦。」至今仍無法向年老母親，說出罹癌的事實。那時為了慶祝母親節，光頭的我，刻意買了頂假髮，就怕她看出破綻；到了過年長出猶短的新髮，刻意說帶狀皰疹感染，才勉強過關，這份善意謊言，就請母親原諒我這份孝心吧。

我慶幸自己生了這場病，更喜愛病癒後的自己。

生病前，一直想當志工，卻缺少動力；感謝乳癌防治基金會、台灣癌症基金會提供助人平台，讓我的生活變得更豐富、更多彩。

今年六月，我和先生克服高山症，遠征西藏，讓藏地遼闊的風土洗滌身心。「未來幸福的每一日，都要和你一路走下去！」那首曾讓先生痛哭不已的歌曲，這次就由我來改寫吧。

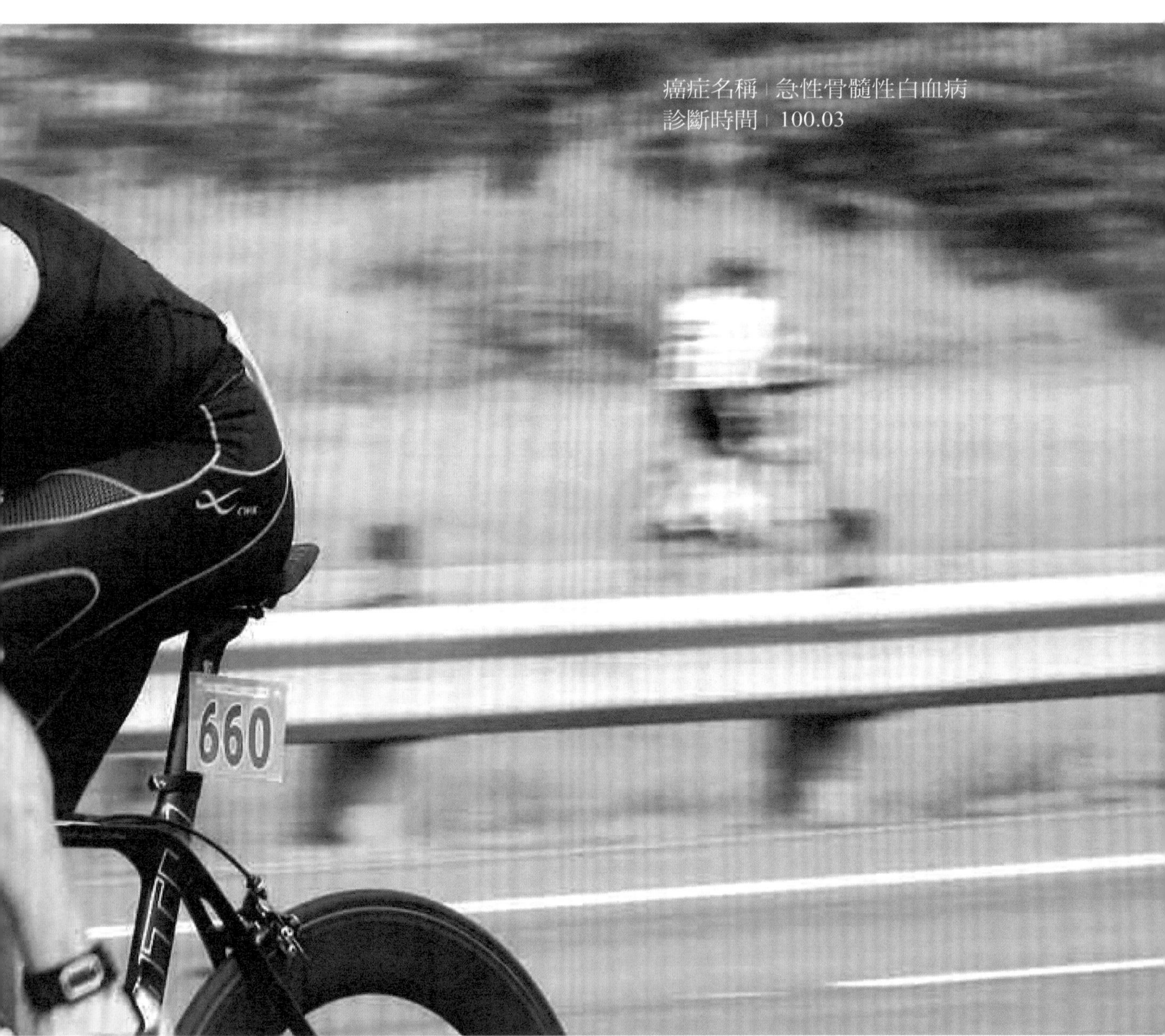

癌症名稱｜急性骨髓性白血病
診斷時間｜100.03

story

06

贏回人生獎盃的鐵人

×賴澤睿

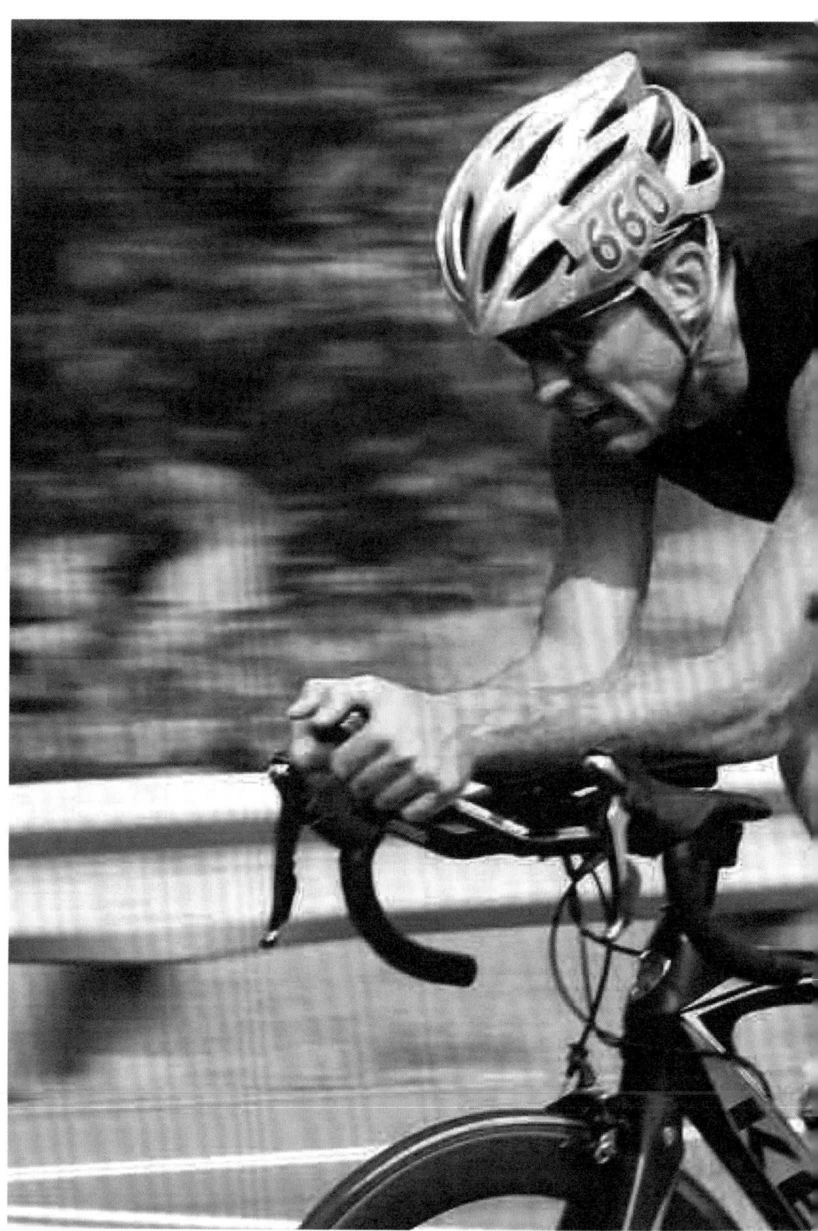

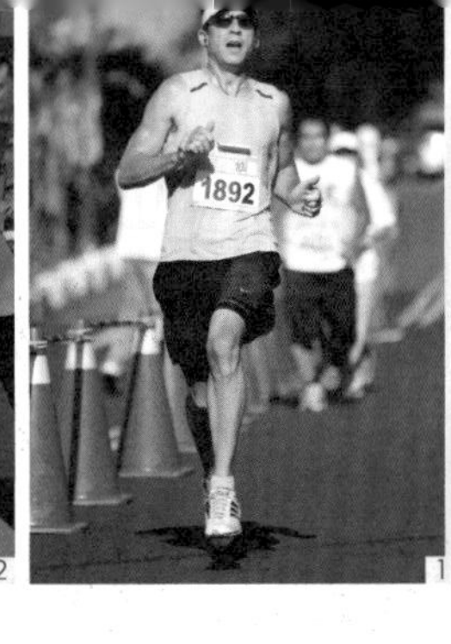

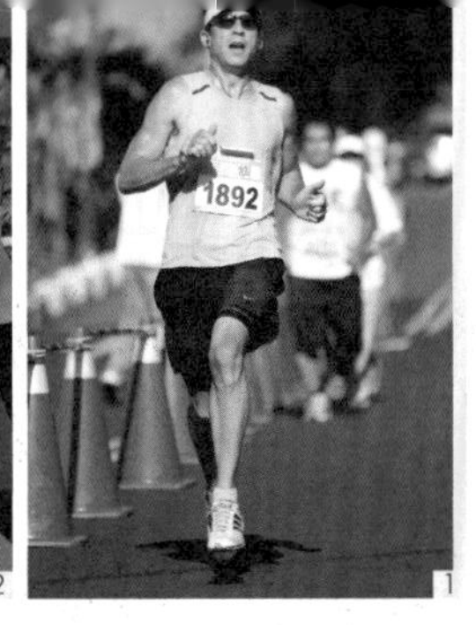

身兼工作狂與運動狂

辦公室燈火通明，讓人誤以為還是白晝，如果不拉開那道對窗緊閉的簾子，不會知道外面已是升起月亮的長夜。我起身泡了杯咖啡，打算喚醒接觸不良的大腦，還在試圖釐清下個案子、新的圖稿……，扯開窗簾一角往下看，馬路口車流像是拖著芒光的掃把星，或是飛鬧不停的螢火蟲，急急忙忙地不知要往哪些地方奔去。

「Ceri，bye！」一個同事大聲向我招呼，把我的心神抓回來，我對他微笑回禮：「Bye！別忘了下個月的比賽」。

身為工作狂，總是對迎面而來的挑戰樂此不疲，白日與客戶廠商開會，晚上安靜趕著工業設計圖，為了能隨時和靈感賽跑，把零食當正餐，常常畫完一張圖就已是白天；除此之外，我還是名運動狂，長跑馬拉松、鐵人三項競賽總是少不了我；我享受和時間競速的快感，對人生充滿樂觀的期待。我擁有美好的家庭、趣味的朋友、順利的工作、愉悅的休閒，儼然就是幸福城堡裡的主人。

二〇一一年初，為了參加一項馬拉松比賽，開始進行跑步訓練，過程中突然感到微微不適，原先輕快的身體突然沉重起來，步伐也使不上力，當時以為重感冒引起不舒服，加上忙於工作也就不加留意，去診所看病拿藥，吃了幾回依然不見成效；上班途中開始感到疲累，一向自稱工作狂人，體力卻像沙漏般偷偷流失，所幸即將到來的馬拉松比賽燃起了我的興致。

「滴答——滴答」，我以為我把時間支配得恰到好處，沒想到時間往往比我還要搶先一步。

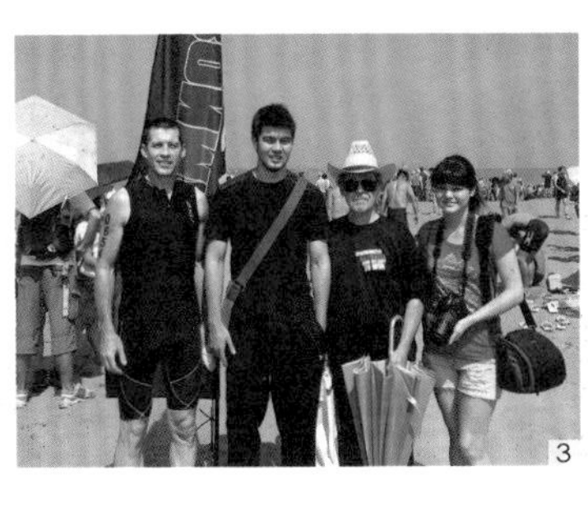

3

1、2013 貢寮鐵道路跑賽分組第二名。
2、2013LAVA51.5 國際鐵人三項系列新竹站。
3、參加鐵人三項比賽，家人來替我加油。

跑不完的馬拉松

三月的櫻花綻放，大地在陽光的問候下逐漸甦醒，比賽當天翡翠灣沿途風景十分美麗，原本應該是生命力旺盛的時節，我的神氣卻展露不開，明明是個微寒的天氣，為什麼我的冷汗隨著緩慢的韻律不停落下，身旁一個個選手漸漸超越過我。

「嘿，你還好嗎？」一同參賽而認識的伙伴問我。

我舉了手，表示還撐得住，示意他們繼續前進。

顧不得其他，卻無法奮力邁開步伐，訓練有素的我，體力什麼時候變差了？雖然今天的天氣條件不甚理想，看在平時扎實的訓練，應該不至於落後這麼多才是？

突然一陣暈眩，滿天落花似乎灑向我，世界開始天旋地轉，我停下腳步，心中的聲音向我吶喊著：「我不能放棄！」我稍微站穩身子，吞了口水，勉強鎮定之後，我慢慢重新走起來，沒有投降，不過這次我發現真的無法再跑起來，我忍著強烈心臟的跳動聲，耳朵呼呼而過的風聲更顯刺耳，我落後更多了，前方選手早已看不見人影，我一步一步走在不見人跡的馬路上，身後拖著長長流汗的印跡。

「呼—呼—呼—」急促破碎的喘氣，彷彿氧氣瞬間真空，每個動作都需要費力完成，是誰把我的速度感給抽離？

嘗試著深呼吸，告訴自己絕不能回頭，不能回頭，終點就在前方等著我……

這是我第一次用走的完成馬拉松比賽。

即使選手台無緣列席，賽道上的我並沒有全盤輸盡，仍然靠著自己堅

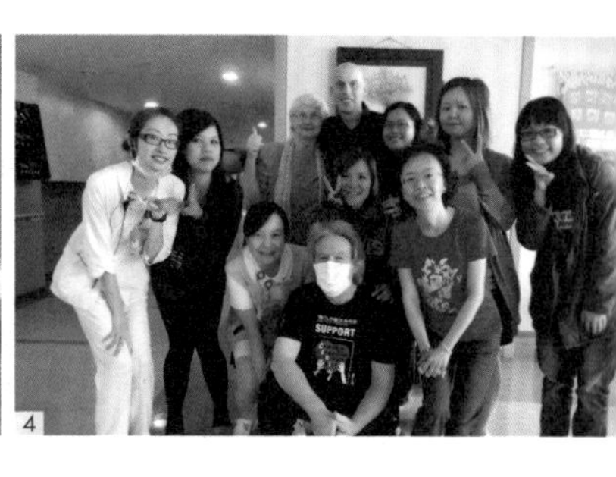
4

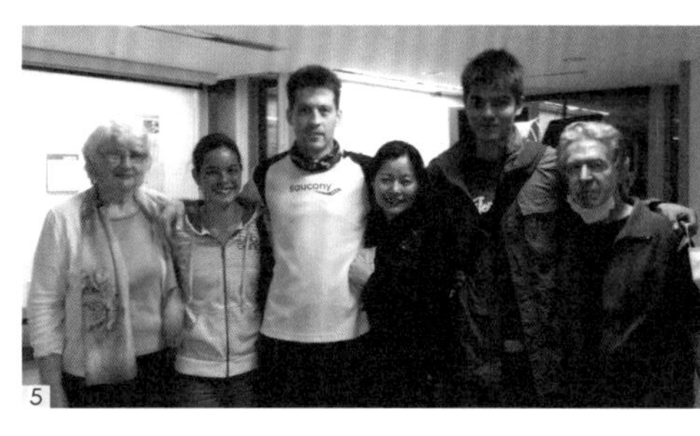
5

強的信念，返抵終點線。

瞬間瓦解的速度感

完成賽事後，心臟劇烈跳動，一個人蹲坐在角落久久無法起身，同行的友人看見我的眼眶和鼻子都有出血跡象，身體也滿佈小紅點，「Ceri，身體不能勉強啊」、「去醫院看看吧」、「要不要載你一程」，紛紛對我提出嚴重警告。

有幾分鐘，我差點就失去意識，永遠被遺忘在失速的跑道上。我從未對任何神祇做過分的請求，那一刻，竟然只希望可以見到家人一面。

一向健康的身體，怎麼會突然變得如此脆弱，彷彿軀體與意志分家，我竟然在這次賽事中失局。

隔天我決定到大醫院檢查，家庭醫師看了抽血報告，懷疑可能是白血病徵兆，馬上安排下週一進行骨髓穿刺，才能確認病歷。這短短的兩天，懷抱著焦慮與擔心，是我有史以來渡過最漫長的週末。

從小最不喜歡的地方就是醫院，我試圖壓抑我的害怕，再度走出檢驗室，已經被宣告：「這是事實，你罹患了血癌！」

我所熱愛的速度感，瞬間瓦解，
當時的我已經有了心理準備，
接下來即將面臨一段被時間宰制的時光，
而這段路程才是我人生中最大的挑戰。

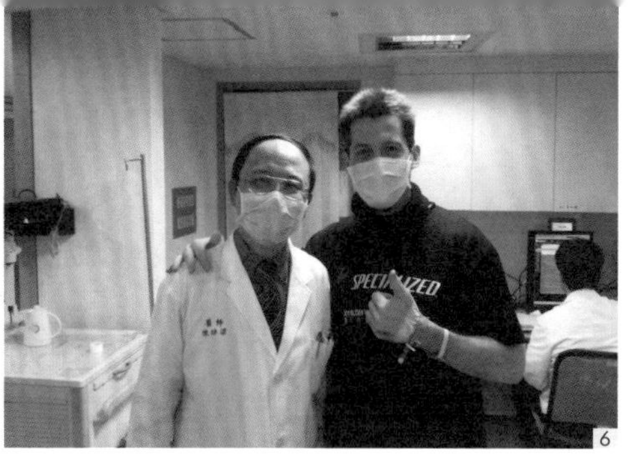
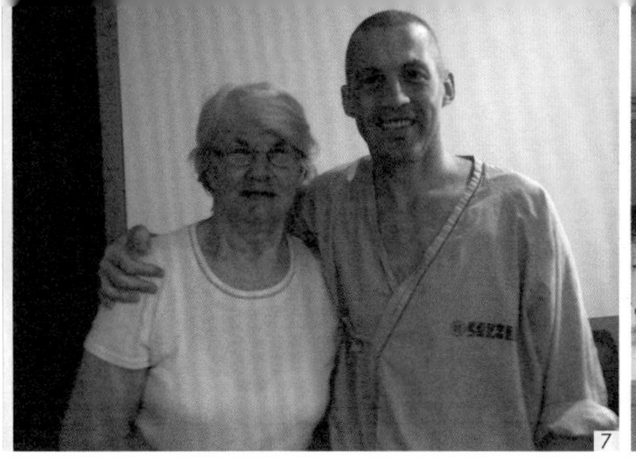

4、出院前與馬階醫院的好朋友合照。
5、開始住院做化療的那一天。
6、第一次做化療時跟陳醫師的合照。
7、與媽媽在醫院的合照。

雖然我必須把自己住進這個從小就不喜歡的地方，但我選擇面對它，與病魔作長期戰鬥。

生活歸零，里程數重新計算，轉進淡水馬偕醫院進行化療。

醫師明白告訴我：「可能得花上一年以上的時間化療，之後才能考慮骨髓移植！」為了宣示我的抗癌決心，當我見到主治醫師時，我親口對他說：「我要當你最好的病人，最成功的例子。」醫師對我表示肯定，這時我看見妻子和孩子眼中的淚光，我假裝先瞥過頭，再回過來對他們微笑。

我目前是生病的人，但生病的人有權利選擇快樂，唯有自己發自內心接受，才能不讓家人擔憂，我選擇正面的態度迎戰，因為我有最堅強的後盾，支撐著我。

瀕臨滅頂危機

高劑量的化療通常伴隨強烈的副作用，也破壞了身體中的血液水平與激素平衡，身體的不適感，就像暈車、醉酒與偏頭痛所有症狀一次發作，胃口變得越來越小，連一杯水都讓人反胃。

接續進行的，身體各部位出現莫名的疼痛，有時候是頭部，有時候是腿部；有一次甚至看不見、聽不見，我揮舞著手、轉動眼球不讓自己淹沒，夜裡時常發生「啊、啊」近乎微弱的換氣，最後虛弱到必須用輪椅進洗手間。這段治療期，我用意志力督促自己，比賽才開始進入軌道，還需保留體力，絕不能輕易放棄。

護士小姐每回看見我充滿精神，就會開心跟我分享早上看見的風景，家人就是休息補充站，一個微笑與問候，就能帶給我滿滿的體力。

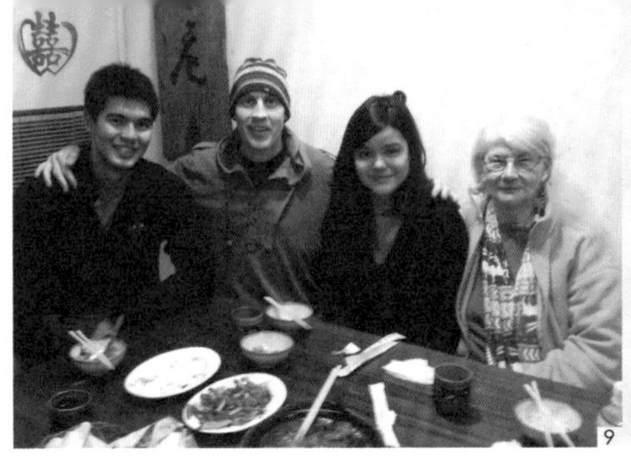

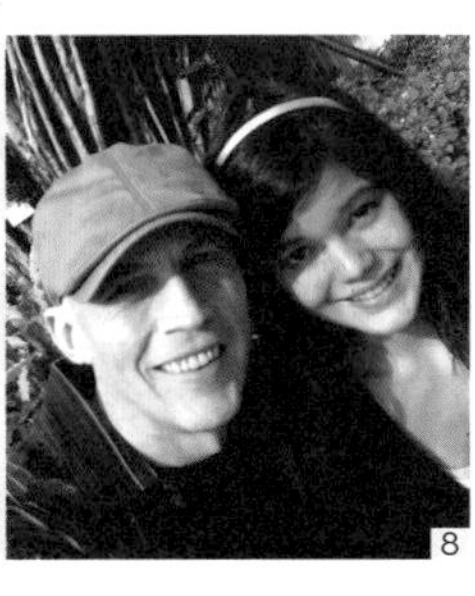

8、跟寶貝女兒的合照。
9、跟兒子、女兒和媽媽到北埔吃飯。
10、參加比賽時，朋友來替我加油。
11、跟兒子和女兒到福隆遊玩。

隨時出發，隨時作戰，過彎、攀越、下坡，一步步累積里程數。

當我以為可以安然渡過每個幽谷，卻在一次化療後併發細菌感染，造成肺部積水，長出了三十幾顆肺結節，令人無法呼吸，彷彿路跑途中掉落無邊際的大水，瀕臨滅頂危機，抓不到任何浮木，也許就要在此揮手告別；加上連續好幾天的高燒不退，我再也無法平靜，像溺水者突如而來的強烈動作嚇壞了大家，「Ceri」、「爸」、「澤睿」……，耳邊的浪潮瞬間淹沒我，掙扎中失去了意識。

「Ceri……」我勉強睜開虛弱沉重的眼皮，映入母親憂心的面容，我連做出一個簡單回應都毫無氣力，隨即閉上眼睛，再一次陷入沉睡狀態。

我在逃避，漸漸地，開心調皮的護士小姐，也引不起我的回應；夜裡，我獨自醒來，默默看著這個令我恐懼的白色房間，漾著淡藍光澤的身體，卻無法游動自由，「我已經在這裡住多久了」、「我還可以回去自己的家嗎？」

溫暖的熱淚奪出我的眼眶，現在我是真的一個人了嗎？有沒有其他人和我一樣，正試圖游出這個受到囚禁的區域？

最大規模的耐力賽

我的太太、小孩、同事、朋友，以及盡力醫治照顧我的醫師護士們，你們現在又在哪個角落短暫休息著，為了我儲備體力，準備迎接新的明日，我怎麼能夠讓你們失望！

遠處彷彿有許多的光照指引著我……，我想起以前經常參加馬拉松與鐵人三項競賽，身體跟心理早已習慣長時間與疼痛共處。怎麼這時候，我會無法跨越這座透明的牆呢？

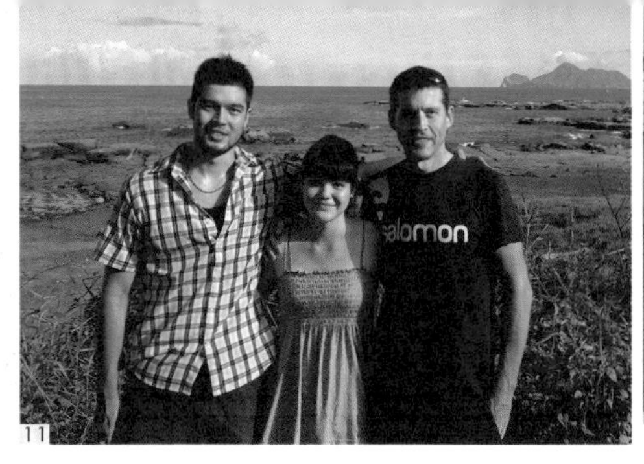
11

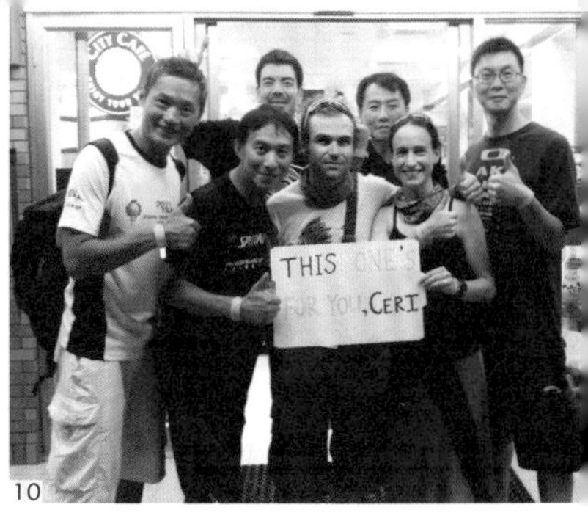

10

念頭一轉，我慶幸自己剛剛渡過那個差點讓我滅頂的感受，躺在病床上的我就是活生生的奇蹟。此生最大規模的耐力賽，一點也難不倒我，我要奮力迎風走到終點，拿回屬於我的人生獎盃。

究竟生命是否可以掌握？時間是否可以支配？當我活在當下，這一切就變得不那麼重要，那晚，我做了一個甜美的夢，徜徉在一望無際的草地上，恣意奔跑跳躍，完全忘卻生命、時間與速度的辨正關係。

陽光隔著窗簾布透進病房，洋溢明亮鮮明的喜悅，醫生跟護士小姐們都很高興，看到原本快樂陽光的 Ceri 回來了！

領悟一餐飯的幸福

為了讓身體獲得養分，儘管沒有胃口，我努力按照正常時間，將到口的飯菜吃下去，漸漸地也不那麼想要嘔吐。化療中也不間斷做些小復健，為將來預作準備。「我相信我會好」的信念，在內心強烈迴蕩著。

十七歲隨家人到台灣，父母在新竹創辦了「荷蘭國際學校」，自此定居，足跡踏遍這片土地的任何地方，娶了台灣女孩、生了一對兒女，這裡是我的家，與這裡的人們產生情感；因為罹患血癌的緣故，每日需要大量輸血，台灣民眾熱心捐血，他們的愛與我互聯，生命因此跨越界線。我熱愛這片土地，台灣也是我的故鄉。

在病床上用餐，讓人更能體會出「與家人共餐」的重要性，現在吞下的每一口飯，是如何的不易；何況是與親愛的人圍繞在飯桌上，安心享受一頓，閒話家常，那更是無上的幸福。

當我在化療過程，我嘗試過下床，幾乎完全無法走動，懷念起參與鐵人三項的時光，那才是不久前發生的事而已啊！

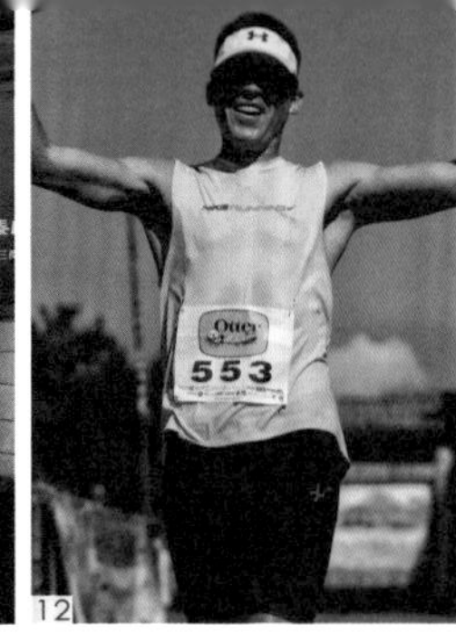

12

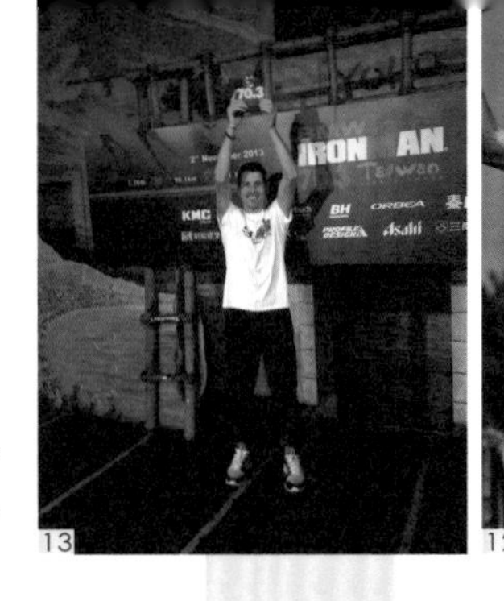

13

12 · 2013Otterbox Action Asia X-Trail Run 9K 組第三名。
13 · 鐵人三項國際邀請賽，分組第一名。
14 · 2013Otterbox Action Asia X-Trail Run 9K 組第三名。
15 · 2013 臺灣自行車登山王挑戰 Taiwan KOM。

「等著我！」我這麼告訴自己。

治療後期終於可以自由行動，雖然只能一小步一小步靠人攙扶慢慢前進，我才深刻體會到：能夠正常的呼吸、行走、跑步與游泳，這是多麼難得的一件事。

生活本身就是快樂的事情，享受當下那份酸甜苦辣鹹，如此快活。

如今我是嶄新的人，擁有加倍堅固的信念與配備。

醫師微笑對我說：「走得不錯了，現在試試看，可不可以小跑步！」

恢復的過程，每天都有新的挑戰跟成就感，彷彿重新認識自己的身體，我還記得那天發現已經能夠跑步時，整個人開心得好像快要飛起來了。和護士小姐每日英文問候，是我既定的社交活動，偶然間的小幽默更帶來許多意想不到的歡樂。

此外，我對醫院的印象完全改觀，那絕不是個讓人討厭的地方，它喚醒我的意志力，讓我在它的懷抱裡重新長好羽翼。

我也開始跟其他病友分享我的經驗，讓他們更有信心與希望。

最好的禮物

單車隊的好友們為我設計了一款T恤，發起義賣活動，再用賣T恤的錢買一台iPad送我，想要讓住在醫院動彈不得的時間，可以過得愉快一些。就是這些源源不絕的鼓勵及支持，讓我的抗癌意志燃燒得更加強烈。

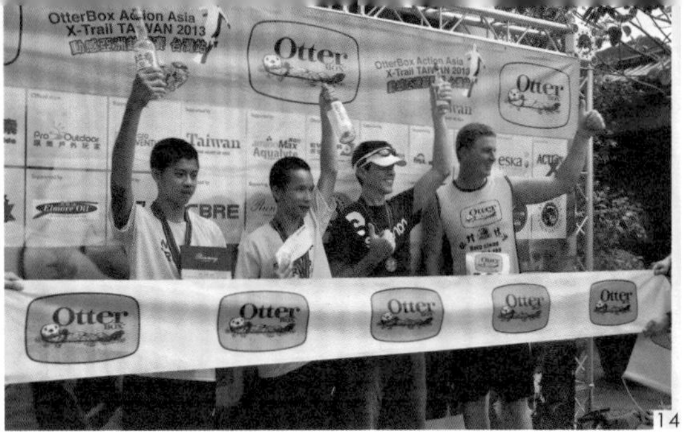

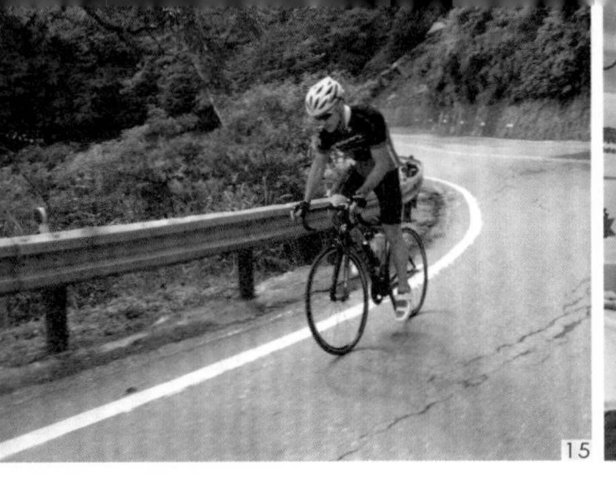

後來一個朋友曾經問我：「住院期間，你收到最好的禮物是什麼？」

我毫不考慮回答：「珍惜與感謝」。

現在，跟家人一起吃飯都帶給我相當大的滿足，源自生命的感恩，就是抗癌過程中收到最好的禮物。

病癒後，我的世界看似沒有變，其實已經完全不一樣了。我學會重新看待一切，雖然天空還是天空，太陽還是太陽，月亮還是月亮，但是那份真實的感動，讓一切變得更美。發現這件美好的事，使我每天睜開眼睛，都是微笑！

我原本就擁有樂觀性格，懂得享受人生，但是經過這次患病經歷，更讓我珍惜眼前的一切，一件單純幽默的小事就能讓我快樂一整天，小問題不再令我覺得煩惱，或是把錯誤看得過於嚴肅。

「生命只有一次，人只有此生。」我開始辨識自己存在的面目，想要的生活以及待人的方式。

我感到身體開始恢復，肌肉骨骼有了力量，心情也為之暢快開朗。吃對的食物，正確的睡眠，多想好事、講好話，讓周圍的人感受喜悅，除了活得痛快，也要常常幫助別人。

「你好嗎？讓我抱抱你！」

「醫師，我來看你了！」

出院後，我仍時常回到醫院拜訪病友，沒來得及找位子坐下，就在樓梯的轉角問候起來，以自己的「鐵人實例」鼓勵他們。

我相信能夠順利抗癌，很大一部分要歸功於「運動」；過去持續參與

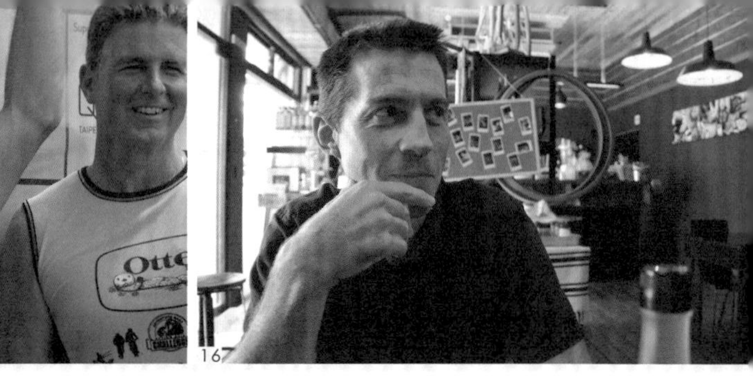

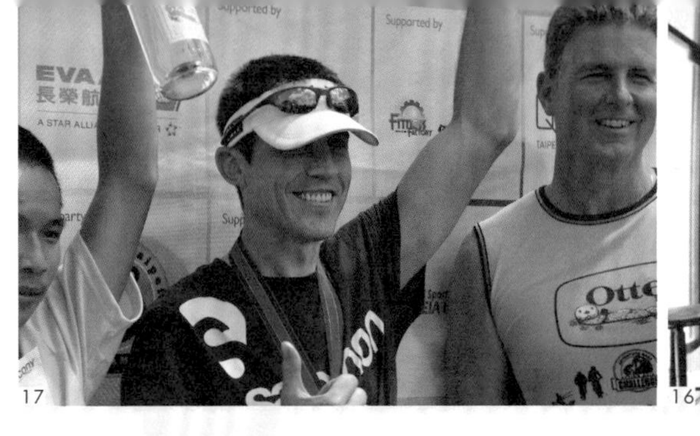

16、生活照。
17、享受榮耀的時刻。
18、2013 新北市國際鐵人三項錦標賽分組第三名。

運動的經歷，讓我面對病魔時更有籌碼，維持固定的運動習慣，可以讓身體變得健康、減少負面情緒，產生面對逆境的勇氣。

難過時，不要想著難過；快樂時，記得那份快樂。我想把這份「珍惜與感謝」的禮物，也送給別人，將美好的願念傳承下去。

贏回人生獎盃

「我要當超人，拯救世界！」英雄電影裡的男主角總是激昂說著，現實世界裡也有超人的存在嗎？

想要變身超人，就需要強健的體魄，除了恢復原先實力，更要超越以往的狀態！我的努力證實了這項希望，讓夢想不只停留在過去的勝利。

我重新調整工作比重，不再像過往時常加班，把更多的時間留給家人朋友，也維持運動訓練，積極參與每項競賽活動。

要「活」就要「動」！這是我最喜歡的兩個中文字。

我經常跟朋友說：「運動救了我的命。」除了正確的飲食與睡眠，良好的運動使身體健康，還可以提高專注力，更讓我們遭受病痛時，不受負面情緒的影響。所以我經常參加活動，藉此找回人生目標，從中不斷地超越自己。

參與國內外鐵人三項比賽與各式路跑活動，一路過關斬將，證明自己找回健康人生。

在未來，我希望更能實際幫助癌友，透過二〇一三年十一月四日

「Ironman Taiwan 鐵人賽」（游泳 1.9 公里、腳踏車 90 公里、跑步 21 公里），與「Crowdrise」線上捐款機制合作，募得款項全數捐助給「國際白血病和淋巴瘤基金會」（http://www.lls.org/）。

前幾次，我尚裝著人工血管就迫不及待前去比賽，過程中許多人問我：「為什麼胸口上多了一根骨頭？」聽到我的解釋後，他們都驚訝表示：「沒想到得過癌症，還可以參加這種考驗體力的比賽，真是令人大開眼界！不得不佩服你的勇氣與決心！」我們互比了一個「讚」的手勢，然後共同奮勇往前。

比賽結束後，曾有一對夫妻想要跟我一起合照，他們希望帶照片給罹癌的朋友看，讓他更有信心面對！我十分開心我的作為對其他人產生正面影響。

我藉由運動競賽，證實癌症是可以被打敗的，
只要你有堅強的心力。

當我站在頒獎台上，證明我做到了，我用汗水取代淚水，用笑容取代憂愁，我已經為自己贏得人生獎盃。

「伙伴，讓我們一起來運動吧。」

如果你不知道在哪裡找我，也許我正在鐵人三項的賽道上等著你！

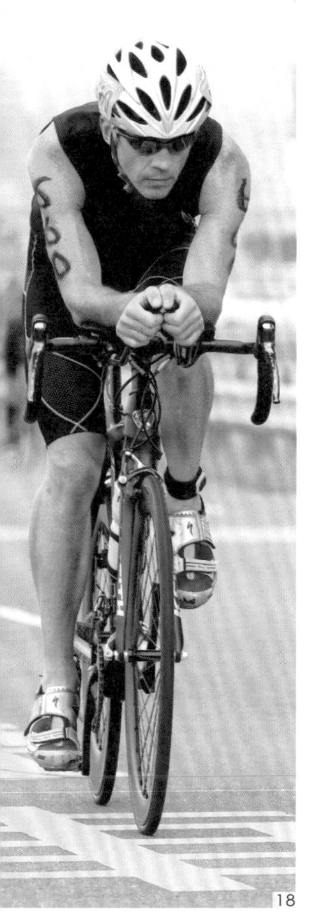
18

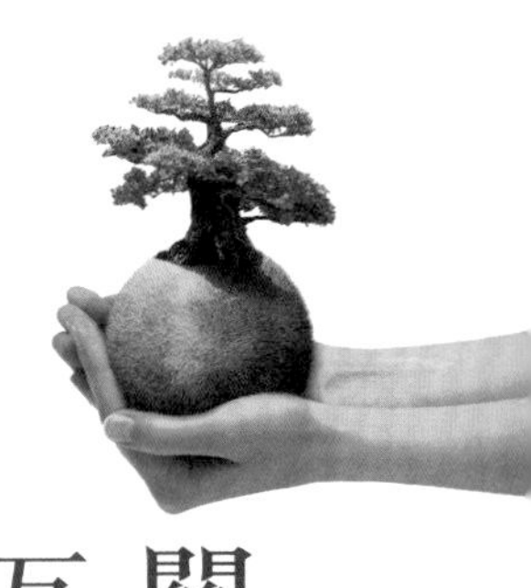

關愛
互助・互愛・共成長 病友團體

文／王妤君、閔芳駒

癌症的診斷，往往讓癌友在初期面臨到恐慌、焦慮、不安、否認與悲傷情緒，當下癌友與家屬都會陷入不知所措的狀態，此時若能夠透過癌症病友團體介入，經由團體成員互助經驗的分享，與陪伴支持，幫助癌友與家屬面對療程中的重大決策，並能儘早認識疾病及心理面對的準備，以健全的身心靈迎向長期抗癌工作。

目前全台相關癌症病友團體，多半來自於各大醫院內或是相關癌症服務的協會、基金會，針對全方位癌症或是單一癌症進行關懷服務，服務內容依組織服務對象與規劃各有不同，而服務項目包含醫療、營養、心理諮詢、身心靈康復課程、癌友聚會、癌症防治講座、癌友關懷與康復用品等支持服務，無論是初期診斷或是康復期的癌友都能善加使用病友團體的資源，從中尋求專業人員的幫助，透過課程與聚會的舉辦，促進病友間情感交流，達到相互扶持、鼓勵與經驗分享，共同學習調適癌後生活及改變步調，以積極樂觀態度面對疾病治療，將助於癌症家庭恢復並重拾往日生活作息。

癌友在診斷初期缺乏許多相關資訊，為使癌友能在需在幫助的第一時間找尋到最合適的服務單位與病友團體，在此依癌別項目進行分類，如有需要相關資源及諮詢，可主動洽詢以下單位，或上台灣癌症基金會官網（www.canceraway.org.tw）查詢更多資訊。

全癌服務病友團體		
病友團體	電話	所在縣市
財團法人台灣癌症基金會 - 癌友關懷教育中心	(02)8787-9907	台北市
緩和醫療團體病患家屬聯誼會	(04)2312-3456 分機 1476	台北市
中醫癌症關懷病友會	(02)2591-6681 分機 1112	台北市
財團法人癌症希望基金會	(02)3322-6286	台北市
向陽俱樂部	(02)8966-7000	新北市

婦癌病友團體		
病友團體	電話	所在縣市
卵巢癌病友會 子宮內膜癌病友會 子宮頸癌病友會	(02)2543-3535 分機 3051	台北市
子宮內膜癌病友座談會 子宮頸癌病友座談會	(03)328-1200 分機 2919	桃園縣

肺癌病友團體		
病友團體	電話	所在縣市
肺癌病友支持團體	(02)2708-2121 分機 1905	台北市
肺癌關懷團體	(04)725-6652	彰化縣

骨肉瘤		
病友團體	電話	所在縣市
中華民國骨肉癌關懷協會	(02)2871-2121 分機 8859	台北市

膀胱 / 攝護腺癌		
病友團體	電話	所在縣市
社團法人台灣攝護腺癌防治協會	(02)283-48170	台北市
攝護腺癌關懷團體	(04)725-6652	彰化縣

乳癌病友團體

病友團體	電話	所在縣市
真善美俱樂部	(02)2312-3456 分機 67454	台北市
有愛乳癌關懷團體	(02)2543-3535 分機 2695	台北市
同心緣聯誼會	(02)6611 -8891	台北市
乳癌防治基金會	(02)2392-4115	台北市
康泰開懷聯誼會	(02)2365 -7780 分機 21,22	台北市
中華民國福爾摩莎乳房重建協會	(03)328-1200 分機 2172	桃園縣
宜蘭縣蘭花婦女關懷協會	(03)954-3131 分機 3211	宜蘭縣
台中市開懷協會	(04)2462-5990	台中市
圓緣俱樂部	(04)2205-2121 分機 4254	台中市
美麗人生關懷俱樂部	(04)2229-4411 分機 2131	台中市
蘭心聯誼會	(04)7256-1669 分機 66333	台中市
丰采關懷團體	(04)725-6652	台中市
慈馨聯誼會	(038)561825 分機 3252	花蓮縣
曙光俱樂部	(05)275-6000 分機 1858	嘉義市
布蕾絲特聯誼會	(05)276-5041 分機 7180	嘉義市
美祺俱樂部	(06)281-2811 分機 52123	台南市
木棉花關懷俱樂部	(07)312-1101 分機 5251,5254	高雄市
蓮馨關懷協會	0919-672876	高雄市
高雄市雙峰關懷協會	(07)261-4993	高雄市
美麗人生俱樂部	(08)736-8686 分機 2415-2417	屏東縣

肝癌病友團體

病友團體	電話	所在縣市
財團法人肝病防治學術基金會	(02)2382-5234 0800-000-583	台北市
愛肝關懷聯誼會	(02)2708-2121 分機 1905	台北市

胃癌

病友團體	電話	所在縣市
103 胃癌俱樂部	(02)28757318	台北市

大腸直腸癌病友團體

病友團體	電話	所在縣市
造口俱樂部	(02)2875-7318	台北市
人工肛門造口病友聯誼會	(02)2543-3535 分機 3051	台北市
大腸直腸癌暨造口病友會	(02)2708-2121 分機 1905	台北市
梅花之友聯誼會（腸造口）	(03)328-1200 分機 2919	桃園縣
腸腸久久俱樂部	(04)2205-2121 分機 7277	台中市
腸造口關懷團體	(04)725-6652	彰化縣
大腸直腸癌病友聯誼會	(05)264-8000 分機 5671	嘉義縣
中華民國玫瑰之友（造口）關愛協會	(02)2375-7610 (04)722-7945 (07)733-3314	高雄市

血癌

病友團體	電話	所在縣市
白血病友暨家屬關懷團體	(04)725-6652	彰化縣
中華骨髓移植關懷協會	(02)2874-8538	台北市

口腔癌

病友團體	電話	所在縣市
陽光社會福利基金會	(02)2507-8006	台北市
開口笑病友團體	(04)723-8595	彰化縣
口腔癌病友團體	(05)275-6000 分機 1852	嘉義市

淋巴癌

病友團體	電話	所在縣市
08 愛俱樂部	(02)3322-6286	台北市
淋巴癌病病友座談會	(03)328-1200 分機 2919	桃園縣

更多詳細資訊請上台灣癌症基金會官網查詢：www.canceraway.org.tw

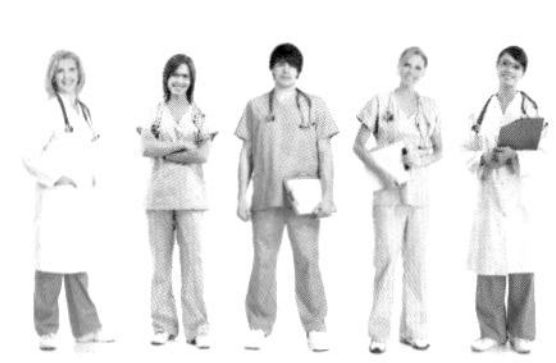

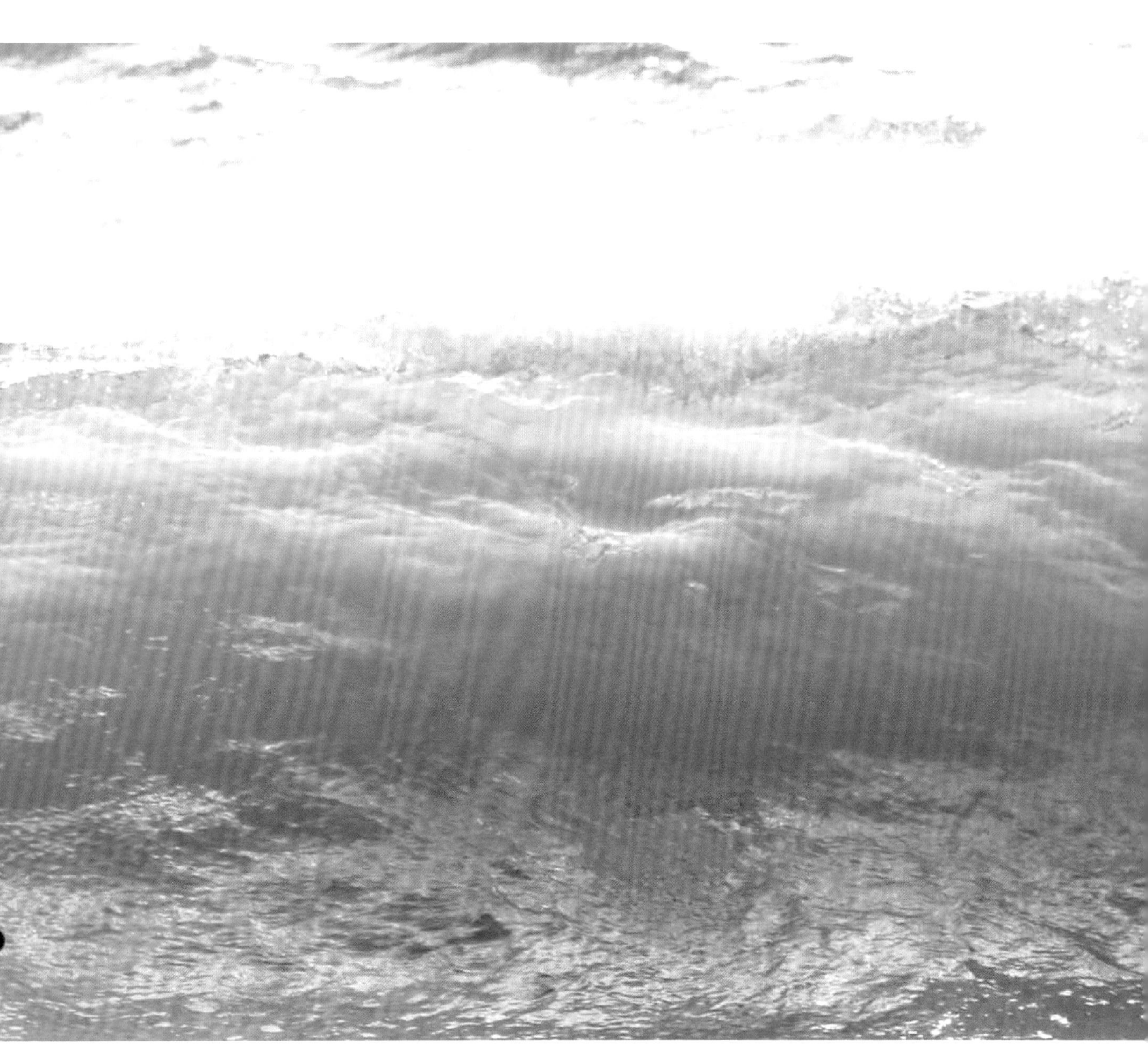

story

07

用愛彌合身心的傷口 × 藍偉華

癌症名稱｜舌癌（第四期）
診斷時間｜97.09

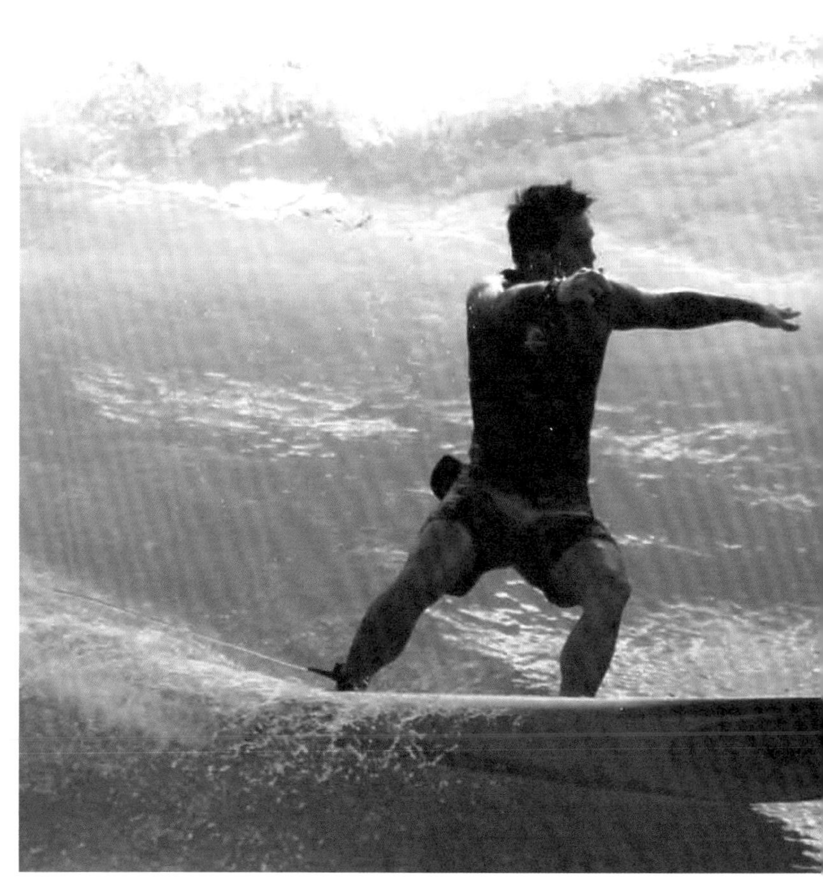

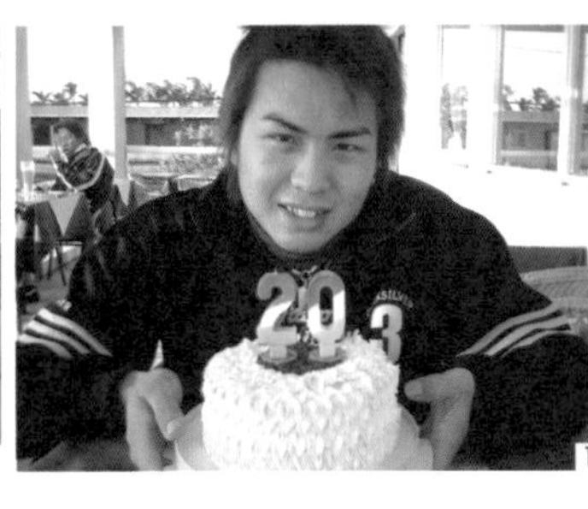

1、治療前的 20 歲生日。
2、治療前到泰國畢業旅行。
3、清大碩士班畢業照。
4、治療前的學生會合照。

自人生旅程畢業

我永遠忘不了二〇〇八年六月十四這一天，除了是我的碩士畢業典禮，大姐也自人生的旅程中，永遠畢業。

周圍聽得見細微的誦經聲，「時間到了」，母親便逕自走到火爐前燒化紙錢，火爐像定時啟動的開關，把柏油路面蒸出陣陣熱氣，全身穿著黑色服裝的我，從頭到腳已經溼了一身。

親友們坐在小凳子上折著紙蓮花，每道摺痕似乎包著一個個深沉的心事，對於喪禮上難過不止的母親，大家都無能為力。

「畢業了，真好！現在沒有病痛，沒有煩惱，不要牽掛……」母親喃喃自語著，隨後又捏了一把紙錢往火爐送去。

「媽！」我輕輕喊出一聲。等不到再次回應，接著又是一陣長長的念誦。

媽媽的愛親像山

小時候家境貧困，常常有一頓沒一頓，國中時爸媽離婚，五個小孩子的重擔一下子全落在母親身上，為了撐起這個家，因此擔任二十四小時的看護工作。

姐姐們很早就外出工作，幫忙家計，身為老么的我，不用高中畢業就出社會賺錢，媽媽告訴我：「你要好好讀書，將來才能做大事，對社會有幫助！」

看媽媽辛苦賺錢供我唸書，我絕對不能辜負這份苦心；大學後一路苦讀，最後成功錄取清大碩士班，外地求學後每次返家，她逢人就說：「這

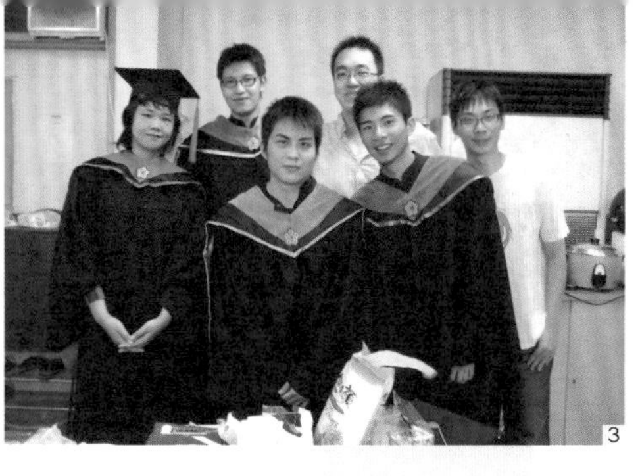

3

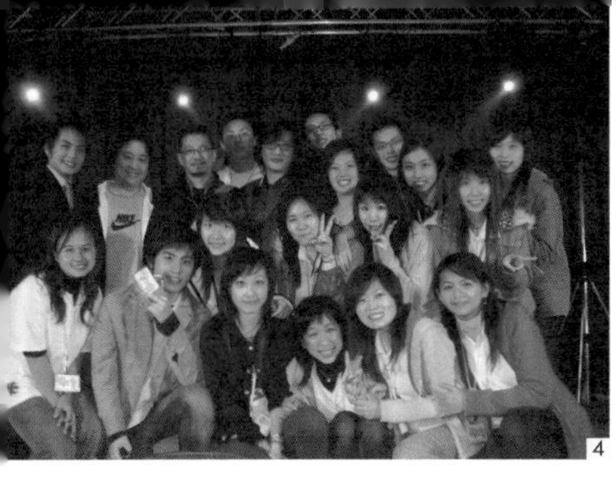

4

我兒子！」讓她好有面子，彷彿要告訴別人她的辛苦總算沒有白費。

因此當大姐走了以後，我心想一定要趕快服完兵役，開始工作賺錢，讓媽媽能夠安心退休，加倍的孝順她。諷刺的是，我媽不僅無法退休，而且即將照顧的病人不是別人，就是他心愛的兒子。因為，隔了三個月後，我被診斷出舌癌。

這該死的病，不該死的人生

「這場家庭劫難，到底什麼時候才能停止？」我哭喊著問自己。

我哭，不是因為我得到這該死的癌症，
而是又要讓母親承受這一切。

這場無情考驗，先是大姐，接下來是我，如果老天聽得到我的聲音，至少至少，讓我活得比我媽久吧！

我不要再讓她上演白髮人送黑髮人的戲碼了！因此我決定勇敢接受治療，樂觀接受上天對我的考驗。最初，發現舌頭左側有一個小小的破洞，過了一個多月卻還沒有癒合，而且有越變越大的趨勢，於是進醫院作詳細檢查。

切片報告出爐：「藍先生，你確定罹患舌癌。」

「必須盡快動手術，切除舌頭左側約7×3.5公分的癌症病灶。」

我一個人獨自接受這個事實，也排定開刀時程，當下只想著要如何告知母親，我腦中盤旋如何把這件事講得輕微一些，因為我不想再讓媽媽擔

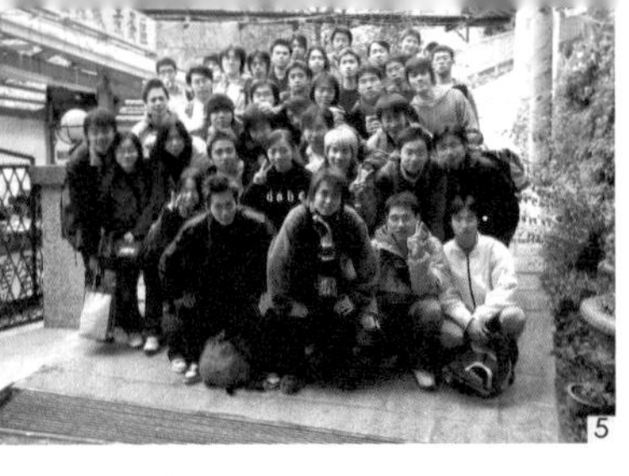
5

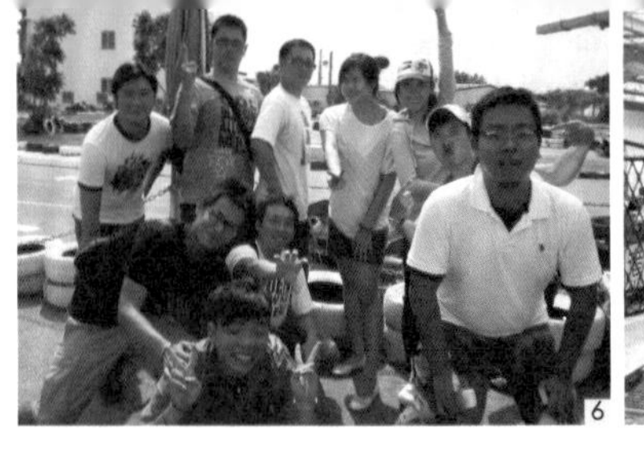
6

心受怕了。

但沒想到，她竟然比我還要冷靜，只說：「我要趕快請假照顧你！」

開刀當日，母親和女朋友一直在外面幫我念經，祈求手術順利。

躺上冰冷的手術台，口腔外科醫生稍微跟我聊天，化解了我的恐懼感，麻醉師把氧氣罩覆上我，幾秒鐘我的視線開始模糊。歷經五小時，醫師進行舌頭切除及頸部淋巴結清除手術。

切割後的人生

醒來時，全身發燒，同時鼻子插著鼻胃管，只要一吞口水，喉嚨的鼻胃管跟淋巴結導血管疼痛難耐。

除了把一部分的舌頭切除，左邊脖子也為了清除十一公分淋巴結，縫了二十六針，在上頭留下長長的傷口。有一度，我差點痛到昏厥。從沒想過我的人生第一次這麼狼狽。

因為鼻胃管穿過喉嚨直通胃部，造成喉嚨容易卡痰，這時想咳出來，受傷的喉嚨會痛不欲生，不咳出來又非常難受，陷入兩難的窘境。

為了壓迫傷口而墊上紗布的嘴巴，因此無法闔上，於是經常流淌著口水，乾荒的嘴又不能進水；吃東西也只能從鼻子緩慢的灌食，還不時引發嘔吐感，我才深刻了解到，什麼叫作「身不由己，食之無味」。

晚上睡覺更是一大難事，我一不舒服就必須叫媽媽扶我起床，痰太多咳不出來、口水卡住喉嚨，或是被傷口痛醒等，壓力造成我的脾氣控制不了，更險些與她發生口角。

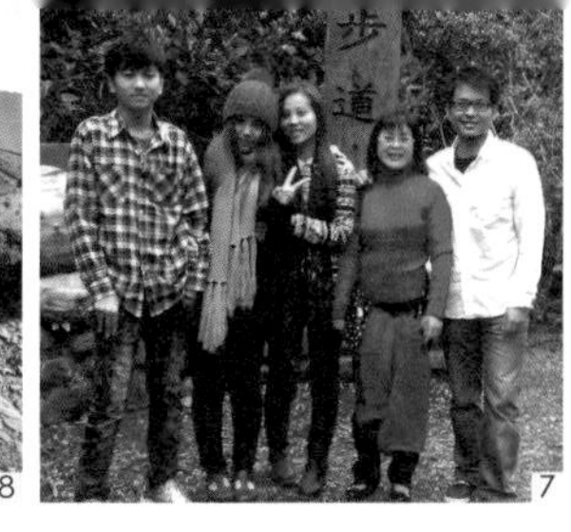

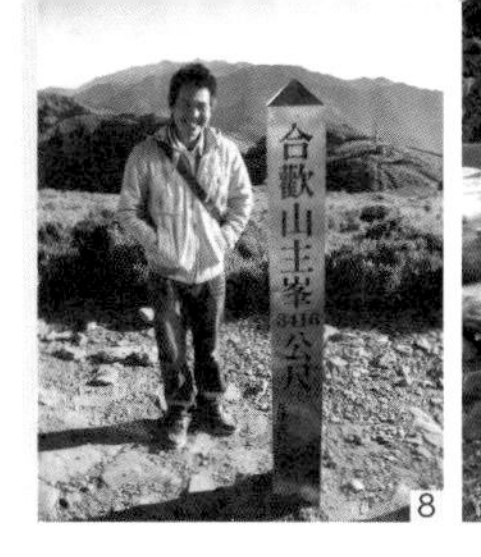

5、舉辦大學同學會，我負責召集工作。
6、治療後，高中同學墾丁出遊。
7、身體恢復健康後，有能力帶媽媽、姐姐跟外甥出遊。
8、合歡山出遊。

她也經常被我叫喚得無法成眠，睡不好的我，精神更形耗弱，母親看在眼裡，卻無法幫上我的忙，內心的焦慮可想而知。

剛開完刀不能喝水，嘴唇都龜裂了，只要稍有移動就痛得無法言語，母親替我擦掉微微的血絲，用棉花棒蘸水，幫我補充水份。

我忽然體會出，母親在喪禮上椎心蝕骨的感受，當時大姐的肉身，此時我的舌頭，切割的不都是她的心頭肉。

「媽，我何時才能好好讓你休息、讓你安心，好好照顧你！」我內心慚愧的想著。因此，想讓身體好起來的信念，就更加強烈！

破繭重生，學習成熟

對未來的不確定性，讓我不想耽誤對方的幸福，毅然決然和當時的女友提出分手，一切在平和中落幕。

幾年後，收到她結婚消息，新郎還是我的好友，驚訝之餘仍表示恭賀；祝福，是最好的擁有。從一次次情感中畢業，讓我變得更加成熟。

由於隸屬高危險復發族群，因此，術後持續治療非常重要。雖然腫瘤已經切除，但因為靠近淋巴系統，為避免癌細胞擴散出去，必須做化療、放療來降低復發機率，另外加上標靶、放射線治療，積極面對術後的照護。

三管齊下的副作用，可想而知是慘不忍睹，掉頭髮、嘔吐、免疫力降低、口腔黏膜潰爛、無法進食、無法咬合、脖子組織纖維化無法順利轉動、唾液分泌變少、味覺暫時喪失、脖子的皮膚如同燒焦一般、全身長滿痘痘……

療程最辛苦之處，就是明明食不知味，而且進食困難，卻必須要吃進

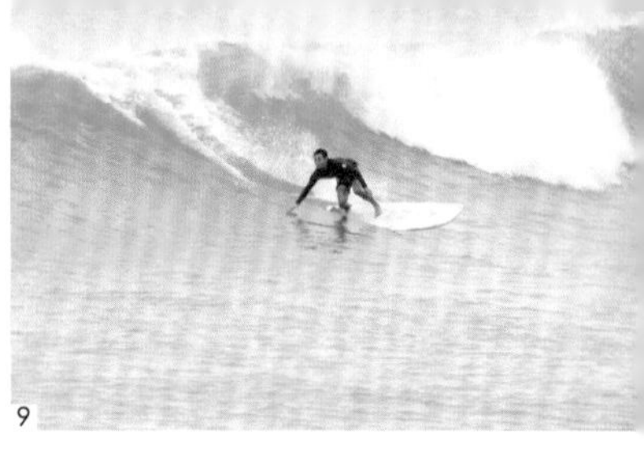
9

9、衝浪照。
10、近期到象山爬山。
11、治療後，在藍堡養生坊與同學合照。
12、帶母親出國旅遊。

很多東西，即使吃了又吐、吐了又吃，為了攝取足夠營養，再怎麼辛苦還是要忍痛吞下去。大部份副作用，治療後三個月會漸漸消失，但有些症狀必須靠自己的毅力克服。

左半邊身體，因為清除頸部淋巴結的關係，造成循環代謝不佳，加上放療使得脖子、口腔組織纖維化，所以從治療第一天起，便開始不停做口腔的復健運動，以及每天早上做一整套的淋巴排毒操，這讓我脖子轉動起來順暢許多，因為治療所造成的不適也一天一天減輕。

衝破人生的風浪

一系列的治療，使我舌頭變得僵硬、不靈活，由於無法撥動食物，吃東西必須手動幫食物換邊，另外這也造成發音不標準，別人都聽不太懂我在說什麼。

我下定目標，要讓舌頭功能回復正常，每天運動舌頭肌肉，大聲閱讀中英文的報導，並請朋友糾正發音。

治療後三個月，儘管還在猶豫要不要找工作，害怕講話發音成了問題，但我心想，就算失敗了又怎樣，下一家再接再厲就好了。

就像我所喜愛的衝浪活動，迎風站立於浪板，一個浪打來，順勢而上，征服眼前的波濤，擺出一貫帥氣的征服姿態。

這次我也要拿出勇氣，跨越障礙，衝破人生的風浪。

一連數家面試都沒有好表現，「你這樣連講話都不順，是否有助公司

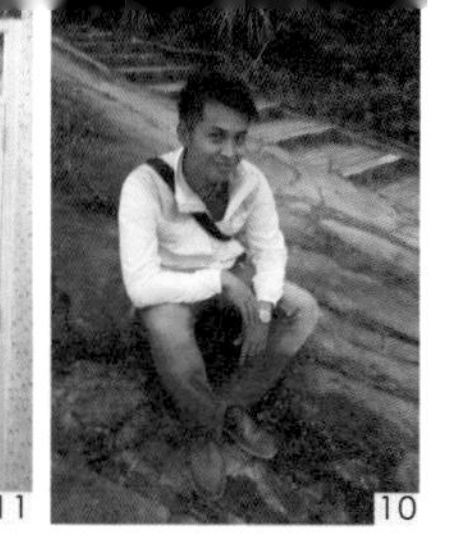
10

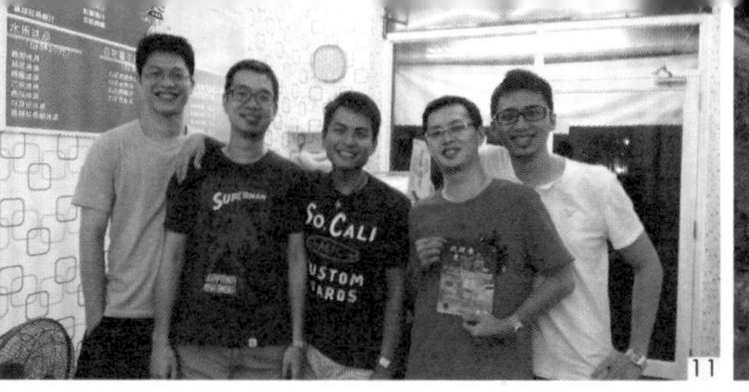
11

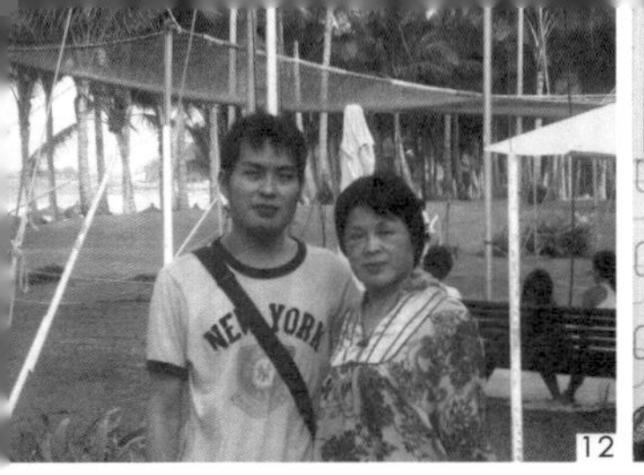
12

營運呢？」「我們會再通知你！」「謝謝你今日的參與。」

不氣餒的我，接下來加倍努力練習，往後面試情況一次比一次好，最後終於順利錄取了竹科電子研發工程師。

至今工作十分順利，完全沒人聽得出我生過一場大病。

假如我一開始就裹足不前，擔心別人異樣眼光，害怕出去跟社會接觸，那我可能依舊停滯原地，只能生活在自設的小框框裡，顧影自憐而已。

所以我讓自己認真生活，當灰暗遠去，陽光就在前方升起。

希望，起飛

身體開心，心情也跟著開心！現在的我，徹底改變飲食習慣，我深信吃進讓身體開心的食物，心情才能常保愉悅，因此催生我開一家養生餐飲店的想法，將這份理念推廣給更多人。

從治療到現在，已經度過最危險的五年觀察期，學理上來說已經痊癒，心理也著實踏實不少，一路擁有家人與朋友的支持，帶給我重生的力量。

人生就是不斷地從階段中嘗試、學習與跨越，直到順利畢業。

「媽，醒醒啊，飛機要降落了！」我輕拍著熟睡的她。

自結束療程後，規劃要帶母親出國遊玩，選定熱帶風情的印尼民丹島，在藍天白雲襯托之下，彷彿身心的傷口全部彌合，我們不自覺隨著音律擺動起來，儘管母親的髮絲有了花白、皺紋悄悄散在眼尾，卻是我所見過最美麗動人的臉龐。

希望，在眼前起飛，而我把幸福抓在身邊。

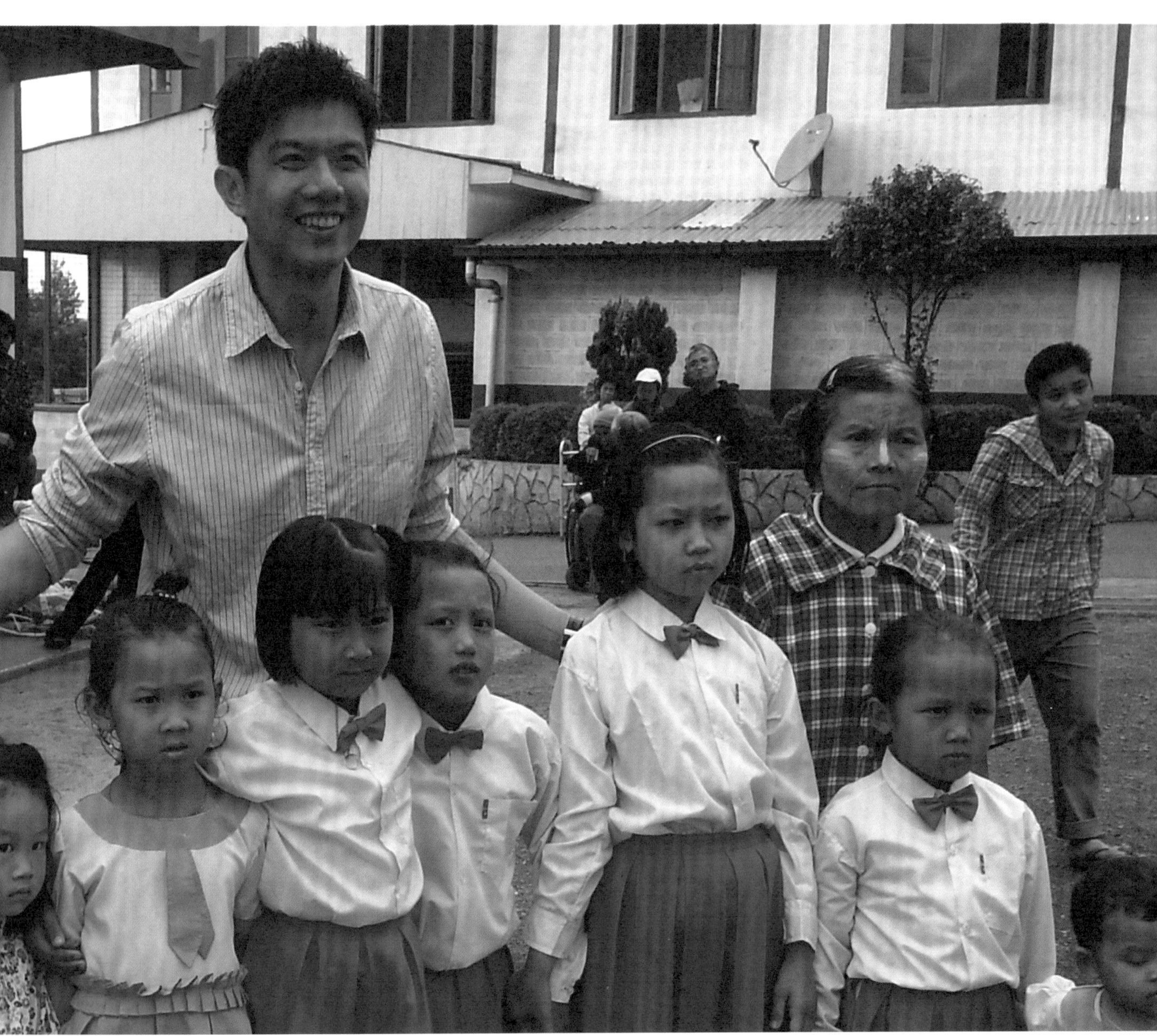

story

08

用幽默彩繪旅程

×

趙祺翔

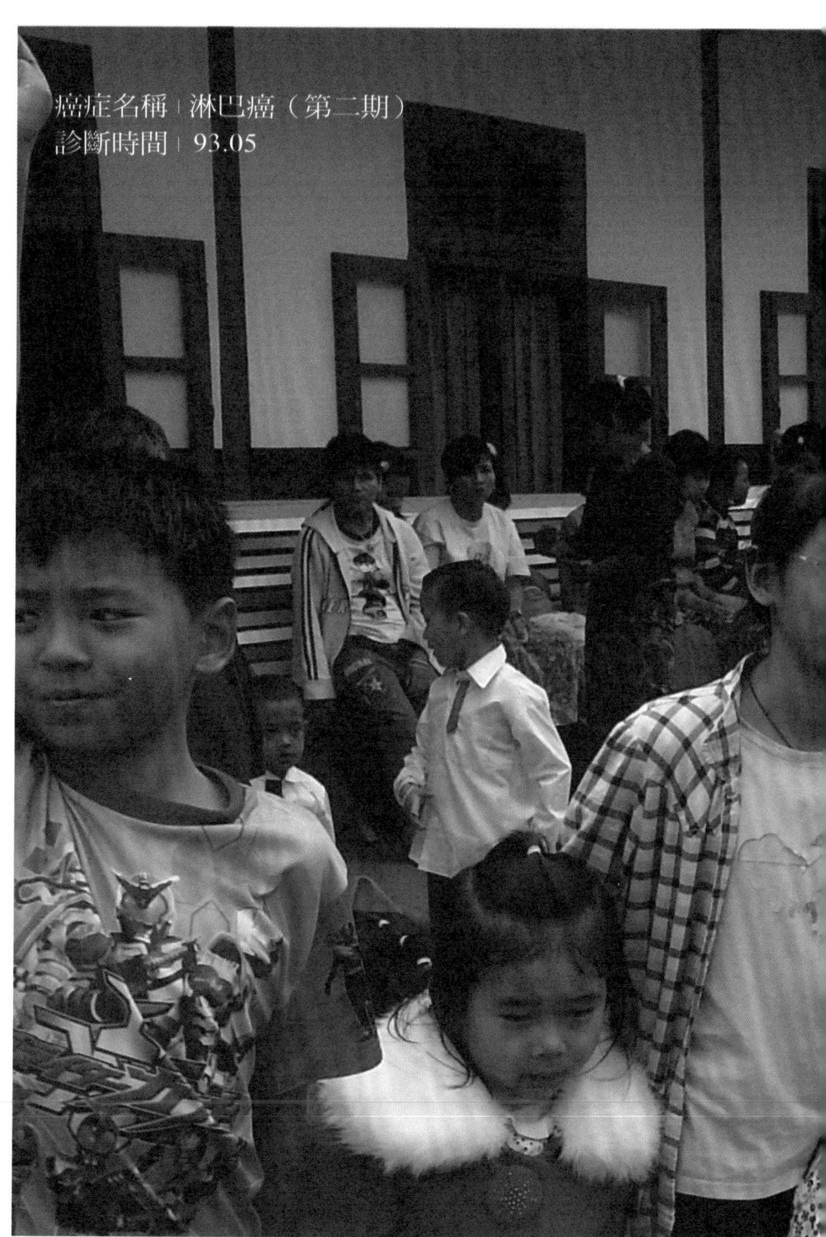
癌症名稱｜淋巴癌（第二期）
診斷時間｜93.05

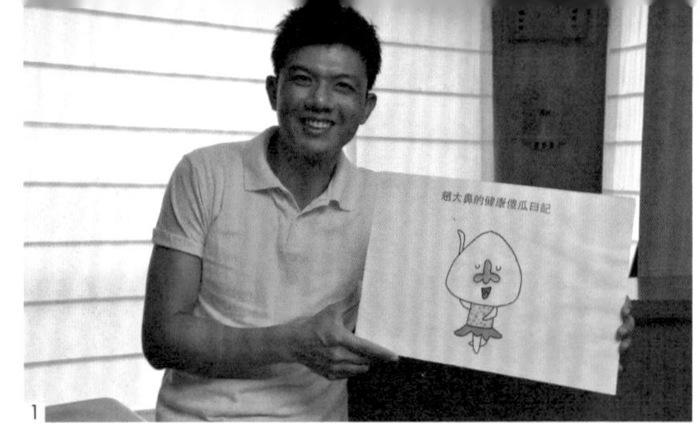

1

身體無止盡的破洞

「曾經有過嘴巴破洞，連吃頓飯都變得極為辛苦的感受嗎？」

現在的我，彷彿一次破了二十幾個洞，遍佈嘴巴和食道；以前一口氣可以吞下所有東西，現在根本一口都難以下嚥。

很難想像以前的我，外號「大鼻」，是個超活潑的陽光男孩，服役被選入海軍儀隊，練成黝黑健壯的體格。卻在退伍前夕，發現脖子腫了一顆「高爾夫球」。

確定罹患淋巴癌的那天，我一個人，想著生命可能隨時消逝，夢想可能沒辦法實現，連家人都無法再相處……眼淚就不禁滾落下來。

住院的第一個晚上，等到所有人都離去，只剩儀器運作和護士小姐走動聲伴著我。

我躺在病床上，看著藥一點一滴流入我的身體裡，這一刻，我才真正接受自己罹癌的事實。

不斷注入的藥水

藥水不斷注入身體裡面，一股燥熱的感覺，從頭逐漸蔓延至全身，一陣反胃，接著衝進廁所一直狂吐，就像挺不住的堤防，無法承接過多的負荷。

護士小姐發現我的體質比較特別，不像一般人，打個止吐針再加個安眠藥就沒事了，而是屬於那種無止盡的吐，好像要把身體所有的外來物都吐光才行。

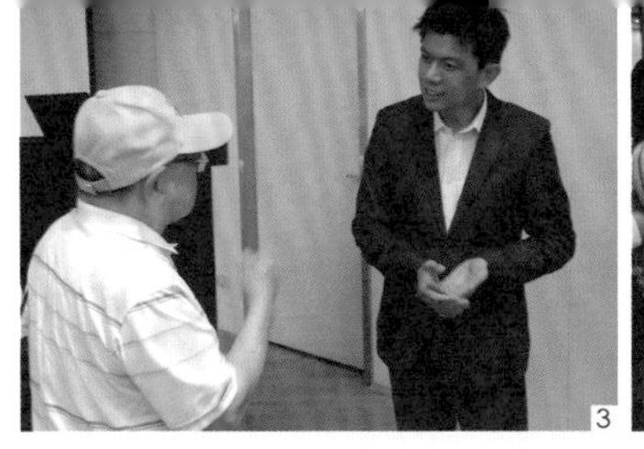

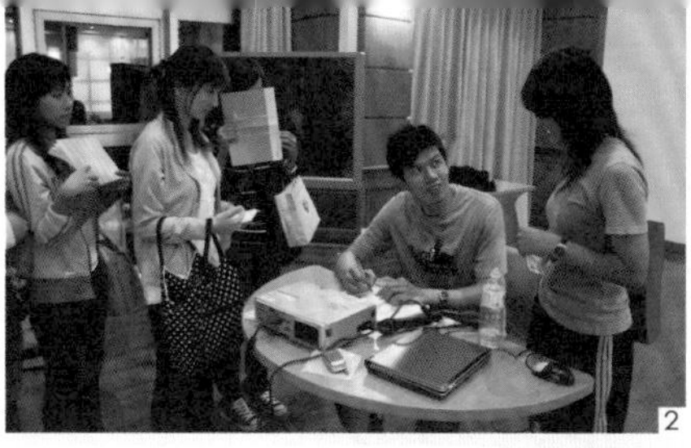

1、我與「趙大鼻」。
2、到逢甲大學演講，舉辦簽書會。
3、演講後和與會者互動，持續感動更多生命。

好不容易渡過第一天，隔沒幾日，開始掉頭髮，從漸漸到一把一把地狂掉，皮膚開始變得一塊黑、一塊青，也因為藥物關係，身體開始浮腫、吃飯成了一種懲罰……

身體日復一日接受這樣的折磨，我開始恐懼化療帶來的結果。

我最害怕夜深人靜的晚上，一個人躺在病床，看著護士小姐忙碌的身影，聽著儀器滴答的響聲，對我來說，好像倒數計時器，隨時在我閉眼的瞬間，朝我撲來。

我很害怕，如果就這樣睡著了，明天不知道還能不能醒來？

鼻爸想換血給我

「醫師，我有一些話想找你討論，是不是到外面說一下話？」

於是，醫生和父親就到外面去了。

我覺得很好奇，這兩個男人背著我，到底想要說什麼？

所以我就隔著門板，偷聽他們兩個說些什麼。

老爸這時說：「醫師，感謝您的醫治，我有一個問題不知道能不能請教你？」

醫師示意他說，老爸：「醫師，您說我兒子是淋巴癌，淋巴癌就像血癌一樣，是嗎？」醫生：「這是為了讓您了解，淋巴癌就像血癌一樣，癌細胞會全身亂跑啊！」

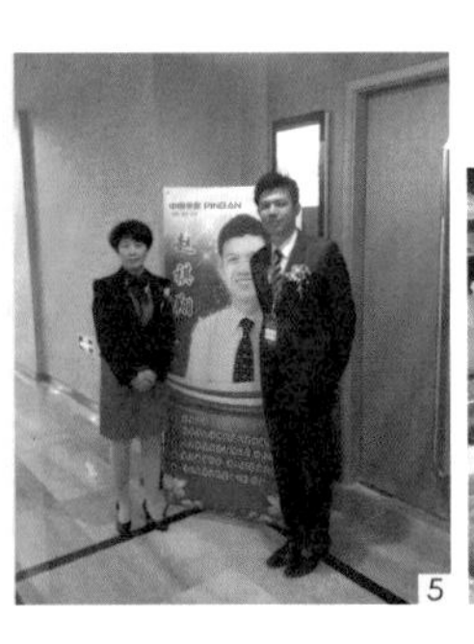

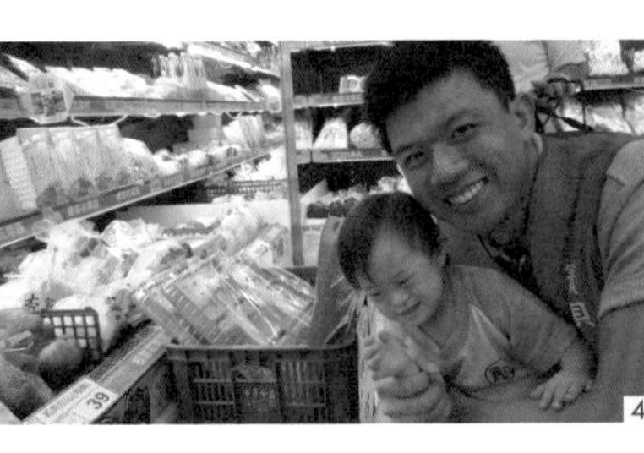

4、陪小憨兒買菜去。
5、與中國講師合作講座，探討如何打造全方位幸福人生。
6、到馬來西亞演講。
7、接受教育電台的專訪。

老爸繼續：「醫師，那我可不可以請你為我兒子做一個手術？」

醫生懷疑地看著他：「怎麼了嗎？」

老爸：「醫師，我可不可以請你把我兒子的血，全部抽出來？」

醫生覺得奇怪：「趙伯伯，為什麼你要這麼說呢？」

老爸接著：「醫師，我也想請你把我的血全都抽出來。」

「我想把我的血，和我兒子的血交換，你不是說我兒子是血癌嗎？那如果把我健康的血換給他，他的病不就好了，那就讓我來接受之後的治療吧！」

老爸停頓一會：「我的兒子才二十三歲，他還年輕，有很多事想做，我看他因為這個病變成另一個人，本來很開朗，現在每天把自己關了起來。」

重回航道的小船

老爸情緒緊繃到了極點：「我已經六十了，想做的都已經做了，該看都看過了，現在只想讓我兒子趕快好起來。」

「醫師，如果可以的話，我想和他交換，換我來做接下來的治療……」

這時，蹲在門後的我，早已掩住口鼻，紅著眼眶。

我以為自己是一條小船，被放逐在風雨飄搖的大海中；難道我的家人不也在這艘船上嗎？我怎麼忍心看他們跟著我情緒起伏，顛蕩不安。

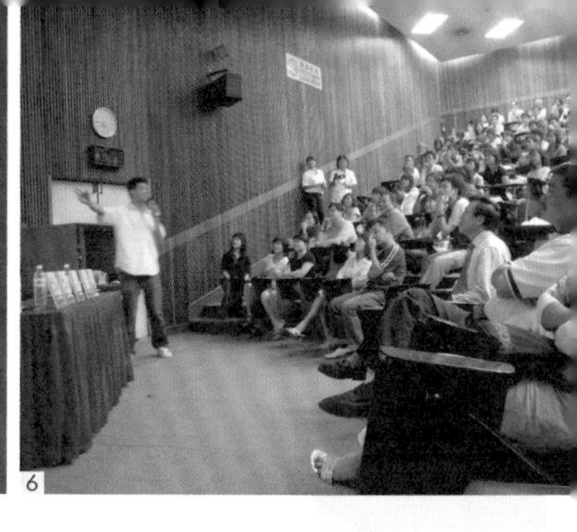
6

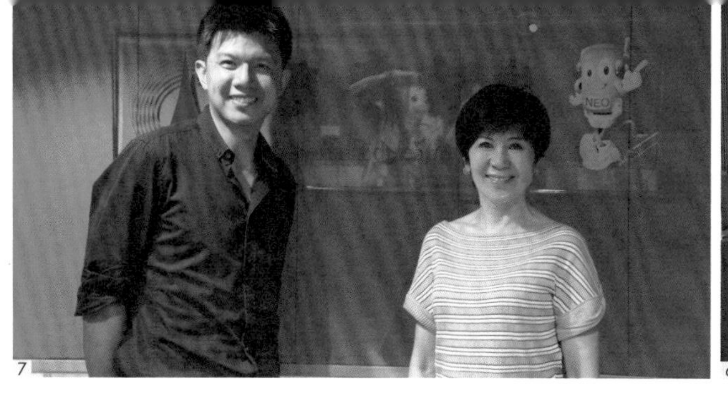
7

在那之後，我打算
「用樂觀打地基，用幽默當槳，繼續向前航行！」

為了重新振作起來，鼻爸煮什麼給我吃，我都大口大口的塞進嘴巴；開始規律的生活，也找到畫圖和文字創作的熱情。

後來我的體重竟然不降反增，一路胖到八十五公斤，連醫生也覺得是奇觀，居然有人做化療是變胖的。

但是醫師也提出建議，過度飲食反而不是好事，安排看營養師，調整飲食的質與量，我才知道，老爸幫我補過頭了。

其實，健康飲食沒有偏方，一句話：在正確的時間吃天然、有能量的東西。

後來，調整烹煮的方式和配比，使我的身體狀況更佳，我也把這些心得放在部落格，開闢一個分享專欄「趙大鼻的健康傻瓜日記」，與其他病友分享，開啟了我後來一系列「大鼻」形象的繪圖創作。

病房變身寶萊塢

那時候，我也開始想辦法做一些運動，雖然身上插有治療的管子，真的不太方便，但是鼻媽為了我，很用心跑去學瑜珈、學氣功再回到醫院，很用心的教給她的兒子。

所以每到週末，我的病房就會有一個奇怪的畫面：一個開朗大嬸，開心的在病床前面扭腰擺臀跳艷舞，後面還跟著一個穿著醫院衣服的病人，狀似害羞地扭著身軀；有時，旁邊還多了兩名妙齡少女，也就是鼻妹，姑

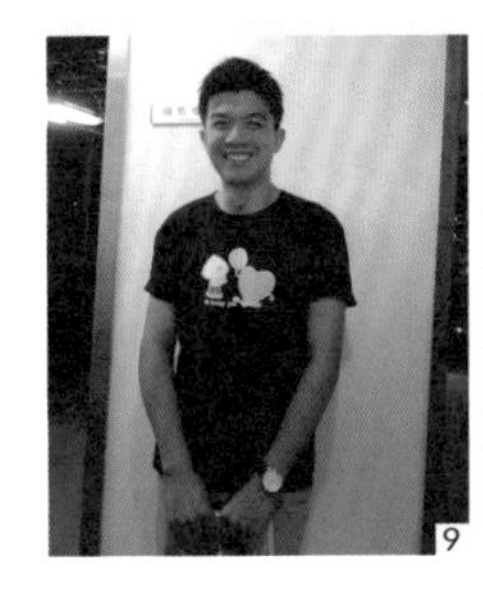
9

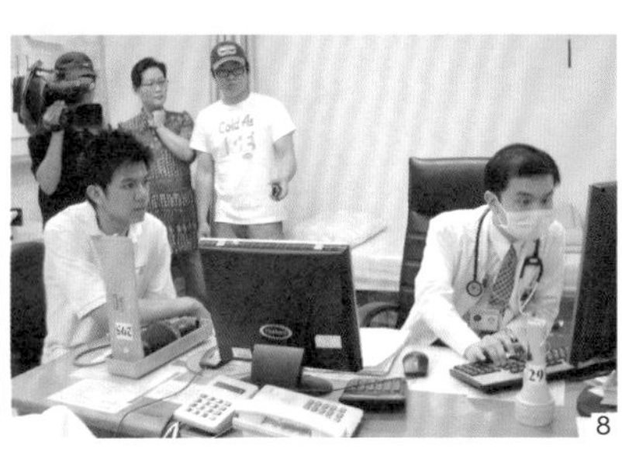
8

8．韓國 KBS 電視台專訪。
9．第一次穿自己設計的衣服。
10/11/12．2013 年 11 月前往緬甸作公益。

且就叫阿珠和阿花吧！

這個畫面十分駭人，是在其它醫院所看不到的。

我想在三軍總醫院也可以說是前無古人，後無來者，就好像寶萊塢電影一樣，一個大媽話才講到一半，突然站起來翩翩起舞，後面接二連三地，催促著其它人也站起來一起舞動。所有人都被帶領者感動，也開心地舞動起來。

如果是在單人房就算了，但從來都讓其他病友目睹這驚心動魄的一幕，我想大家也都感染到這份快樂的氣氛吧。

只有我一個人的時候，我就把簾子全都拉起來，氣喘吁吁的動作，護士小姐聽到聲音前來查看，一拉門簾，卻看見一個男生肢體呈「几」字型，在床上面紅耳赤地和她四目相對，我想這個畫面應該比大法師還驚悚吧！

我的病房經驗，就在驚險刺激中歡渡。

回饋的承諾，把歡笑帶給大家

八個月的醫院生活，我發現一件很有趣的事，每個週末，會看到許多形形色色的人來到醫院，他們是一群非常快樂的志工！

剛開始，我對這些志工抱持著懷疑態度，因為怎麼可能會有人放著假日，跑到醫院為病人服務？

我看著他們為病人按摩、洗頭，甚至有一次還看到有群人為病人洗腳；一開始有點懷疑的我，慢慢地被他們感動了。

他們把我當成自己的兒子、自己的家人，不求回報地照顧我；對於能

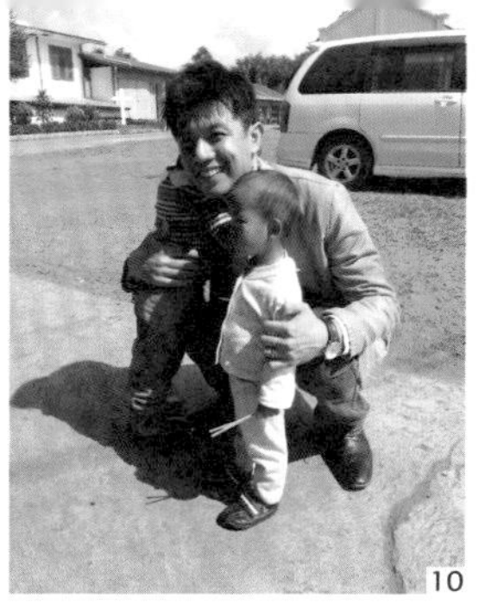

10

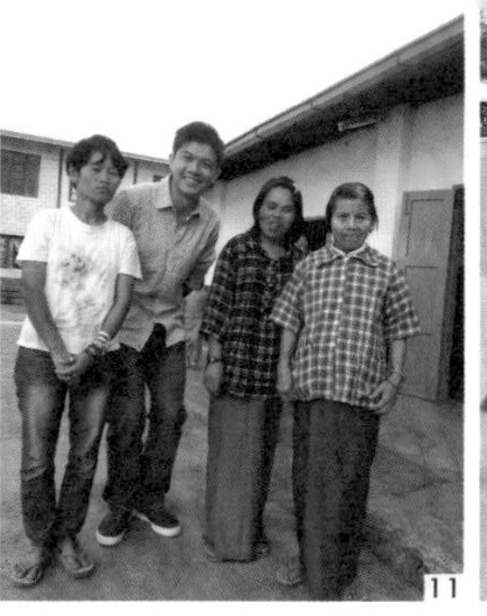

11

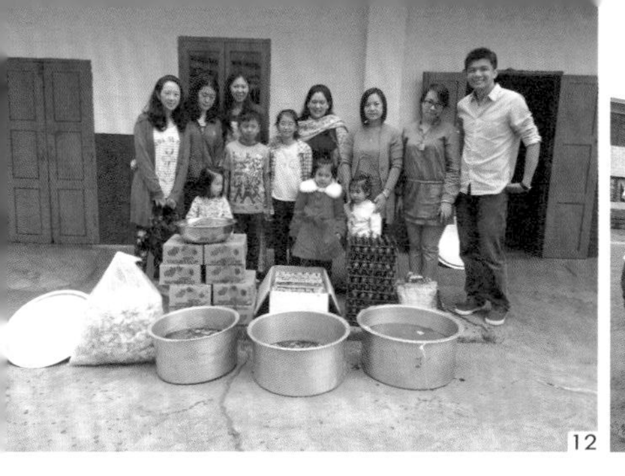

12

服務我，還感謝我給他們付出的機會。

我終於明白，這份心意不假；唯有懷著對社會極大的愛，才能做到這種地步。

這群志工成了我的榜樣，我下定決心：「如果我可以走出這家醫院，我一定要想辦法回饋這個社會！」後來的我，真的如願以償。

我沒有忘記我對自己許下的承諾。

「哇！那片海好藍好美！」

「你閉上眼睛，想像自己是艘小船，搖啊搖，這艘船上有我們，開不開心啊！」

我到憨兒家園為他們募發票，定期到憨兒家園打掃，陪他們畫畫，還提議教他們跳舞；甚今年我更帶著幾位無家可歸的憨兒，一起圓了想到墾丁看海的美夢。

我終於明白，鼻媽常常跟我說的：「能夠付出就是一種快樂」，就像拆禮物一樣，每打開一層，就感受到多一份生命的觸動，原來就是這回事！

付出時，不去計較付出，自己的捨，反而在那個當下，有了更大的獲得。

人和人之間真心的接觸，讓人感到滿足的樂趣，這是我從憨兒身上學到的。

我的大鼻繪圖日記，現在有鼻爸、鼻媽、鼻妹和貓小姐……，在我有生之年會持續進行著，裡面還裝得下一個你，你來不來呢？

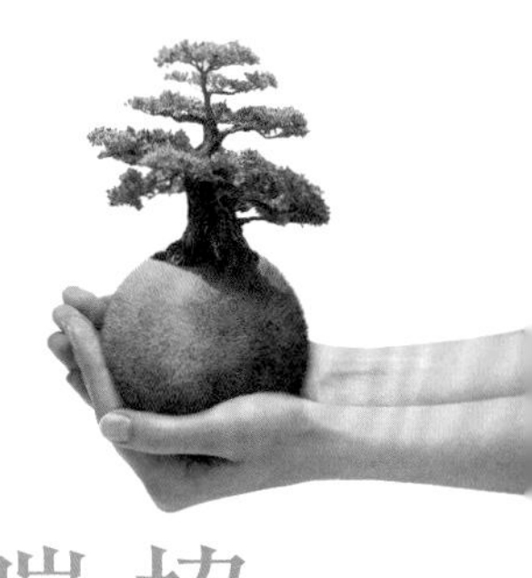

協助喘息一下，讓愛與照護延續下去

文／葉淑玲、閔芳駒
整理／薛維萩

「喘息」顧名思義為「喘口氣」及「休息」。對於病人及家屬而言，對抗癌症是一場體力、心力的長期考驗。面對病痛和艱辛漫長療程的挑戰，照顧者與被照顧者都需要被支持和獲得喘息的機會。因此，當病人病情不穩定時，對病人和家屬都造成重大的衝擊，照顧者除了看到親人罹癌身心受苦外，日益增加的照護需求，對家屬來說也是很大的壓力負荷。

此時，「照顧」就成為情感牽絆與現實生活交織的問題點，照顧者應該請假或是辭職照顧？或者請看護、申請外籍看護工回家幫忙照顧？還是申請政府公費進行居家照顧？緊接著問題面開始擴大，可能會發現想申請外籍看護工但資格不符合；醫院看護不一定願意回家照顧病人；公費居家照顧的服務時數不夠或資格不符，以及工作請假與辭職後重返職場的問題等等。因此，為了不讓照護問題成為照顧者與被照顧者的心理壓力與生理負擔，照護者適當的歇息是必要的。

「喘息服務」即為協助長期照顧家人的主要照顧者有暫歇休息的時間，可分為機構喘息和居家喘息。機構喘息是讓受照顧者在與

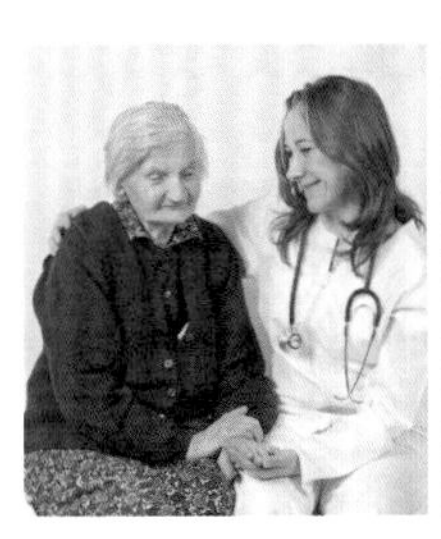
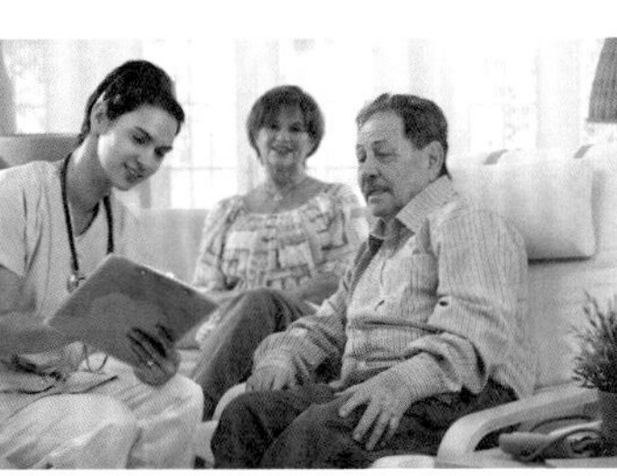
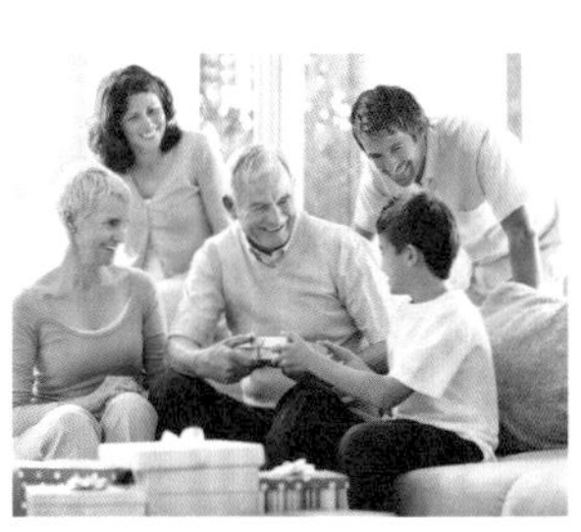

政府簽約的服務單位提供護理之家、安養護中心等機構式服務。而居家喘息則是由服務提供單位媒合合格照顧服務員或居家服務員，至個案家中提供個案日常生活照顧及其他相關服務。讓主要照顧者可以獲得充份休息。

對於癌症病人而言，有可能因為腫瘤本身的位置、治療導致的副作用，或因為合併其他疾病而需要短期或長期照護，提供一段持續性的協助，以改善、維持或恢復病人的日常生活，因此短、長期照護的協助包含：一、日常生活活動的照顧，例如準備食物、清潔、交通接送、購物、洗澡、穿脫衣服、使用馬桶、移動、餵食等。二、協助降低功能障礙的各種專業服務——評估、復健和治療。三、環境改善方案——環境評估、裝修、輔具設備提供等增進功能障礙者活動能力的策略。若因癌症治療而有身心障礙之事實，可尋求身心障礙鑑定，並適用身心障礙相關服務資源，及申請相關補助。

目前各縣市皆設有長期照顧管理中心，民眾申請長期照顧服務後，照顧管理專員會到家中，進一步了解病人的個別需求，以及評估其失能程度，視個案狀況連結相關資源，同時也依申請者之身份別(一般戶／中低收入戶／低入戶)、失能情形及服務項目予以費用補助，申請者可免負擔或僅需支付部份費用，可大大減輕長照家庭的經濟負擔與精神壓力。此外，區域級以上醫院或民間單位如：彭婉如基金會、台灣社區照顧協會也都有提供相關的長照服務。

癌症療程的進行多少會影響癌友及其家庭生活功能，若能善加使用社會資源長照服務，並藉由受過專業訓練之照顧服務員，協助失能者日常生活照顧及身體照顧等服務，使其得到所需之持續性照顧，將能為照顧者與被照顧者減輕身心負擔外，且舒緩家庭壓力、有效改善生活品質。

長期照護服務中心 服務項目介紹

個案管理師	個案管理師免費至家中評估，必要時安排轉介適合的照顧服務，並提供社會福利諮詢、輔具免費租借。
居家照護	由醫療專業人員至家中，教導照顧技巧，例：護理人員、醫師、物理、職能治療師、營養師、呼吸治療師、社工師至家中服務。
居家照顧	由居家服務員至家中，協助日常生活照顧及身體照顧、送餐服務。
陽光假期 （喘息服務）	體恤家庭照顧者的辛勞，使受照顧者（病患）短暫停留於醫院、護理之家、養護機構、接受二十四小時照顧。每年政府可補助十四天。
養護機構	執行護理照顧及執行日常生活照顧。
護理之家	提供護理照顧、生活照顧及物理、職能活動、營養評估與醫師定期診療。 植物人中心：提供護理照顧、生活照顧。
安寧病房	協助生命末期病患減輕痛苦，並享有生命尊嚴。
安寧居家	於家中協助生命末期病患減輕痛苦，並享有生命尊嚴。
日間照顧	提供物理、職能治療，生活技能訓練，醫師診療、護理照顧、營養評估、娛樂活動。 呼吸照顧單位：提供長期呼吸器治療。

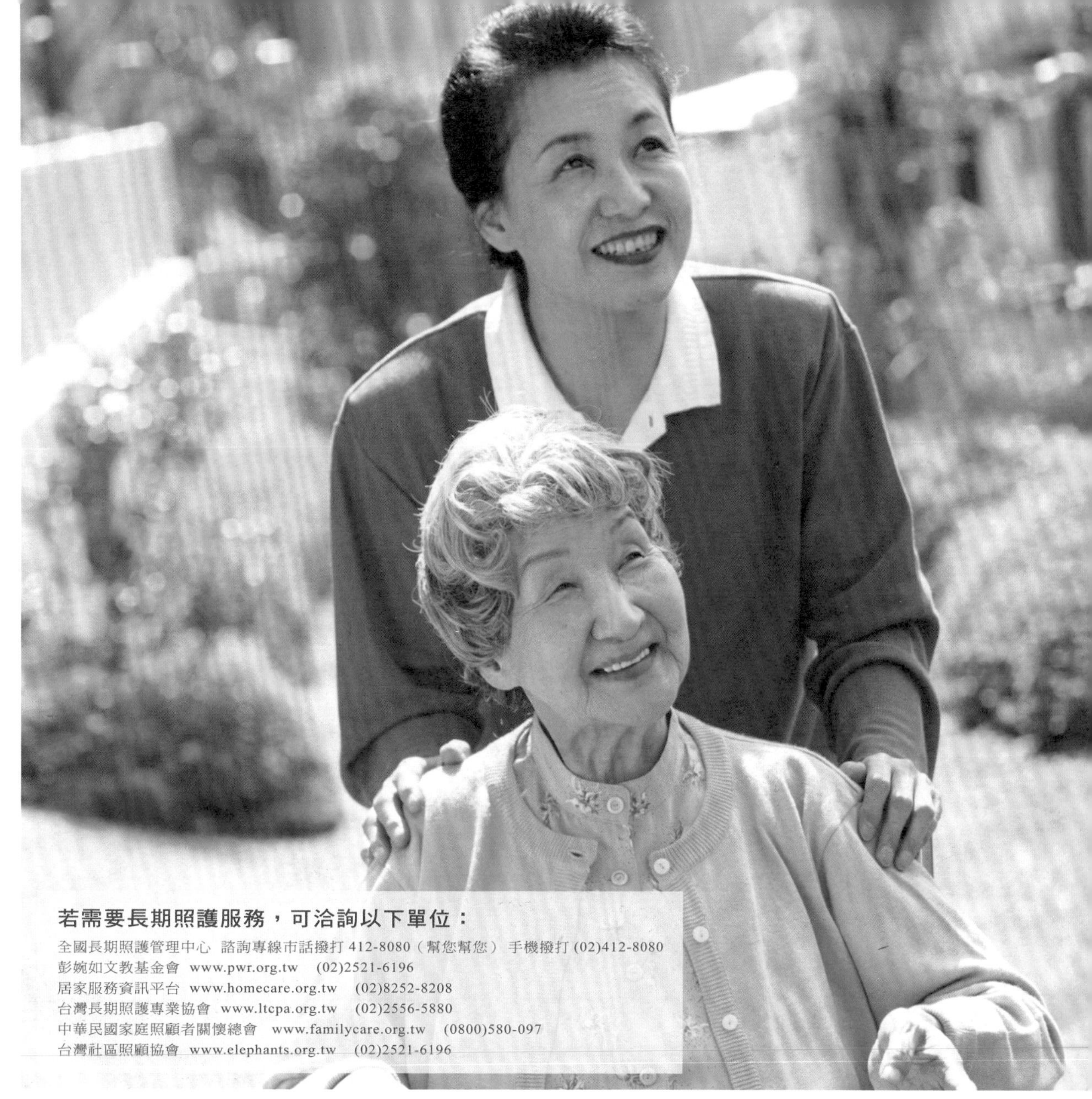

若需要長期照護服務，可洽詢以下單位：

全國長期照護管理中心　諮詢專線市話撥打 412-8080（幫您幫您）手機撥打 (02)412-8080
彭婉如文教基金會　www.pwr.org.tw　(02)2521-6196
居家服務資訊平台　www.homecare.org.tw　(02)8252-8208
台灣長期照護專業協會　www.ltcpa.org.tw　(02)2556-5880
中華民國家庭照顧者關懷總會　www.familycare.org.tw　(0800)580-097
台灣社區照顧協會　www.elephants.org.tw　(02)2521-6196

資料參考來源：

衛生福利部國民健康署健康九九網站　health99.hpa.gov.tw
癌症資源網　www.crm.org.tw
高雄榮民總醫院　cms03p.vghks.gov.tw/Chinese/MainSite
台北市政府衛生局　www.health.gov.tw
高雄市政府衛生局　khd.kcg.gov.tw
台灣社區照顧協會　www.elephants.org.tw
台灣癌症防治網　cisc.twbbs.org
亞東紀念醫院　depart.femh.org.tw
婉如互助照顧網　www.pwr.org.tw

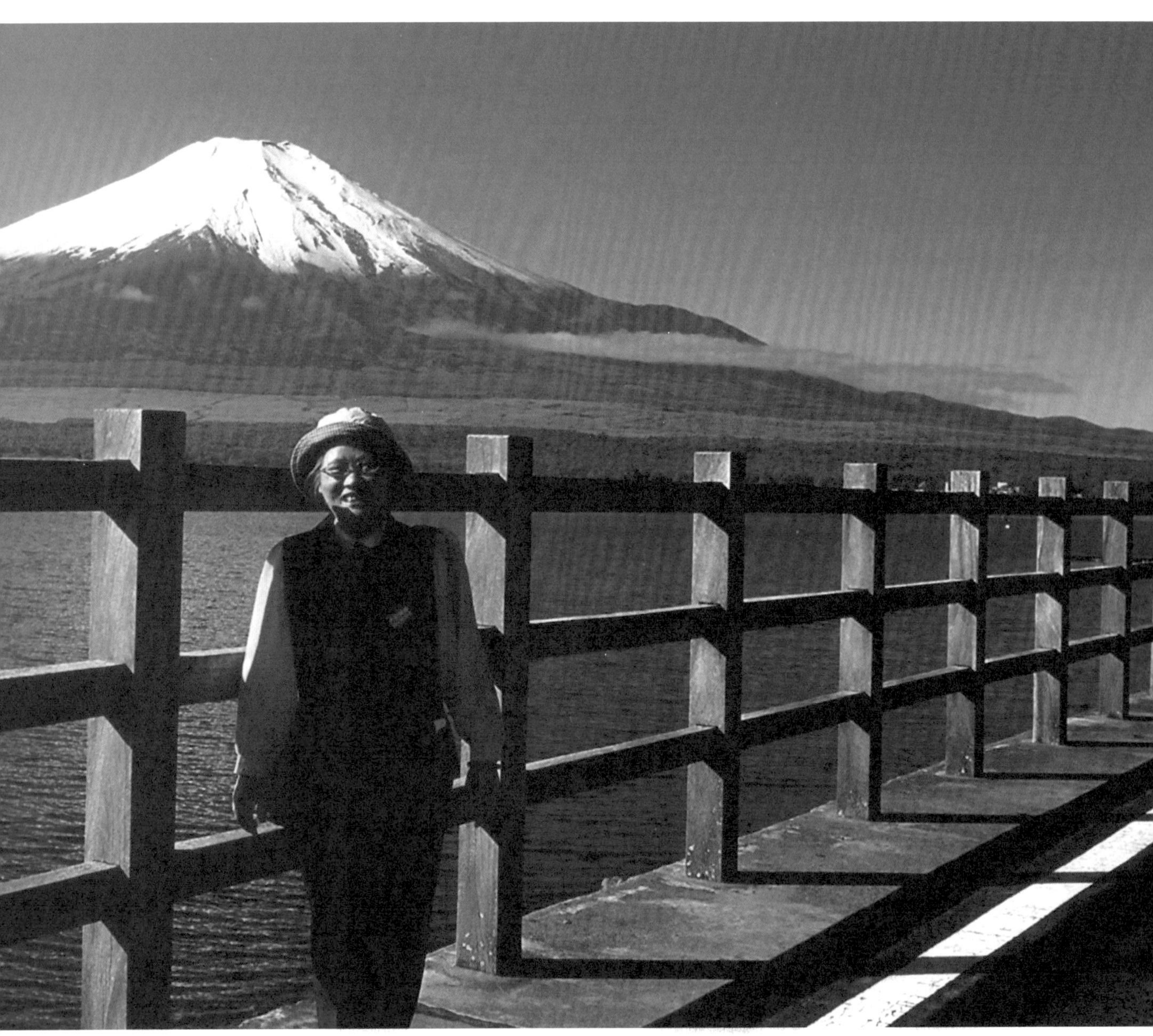

story

09

裁縫一段玫瑰人生 × 呂貴香

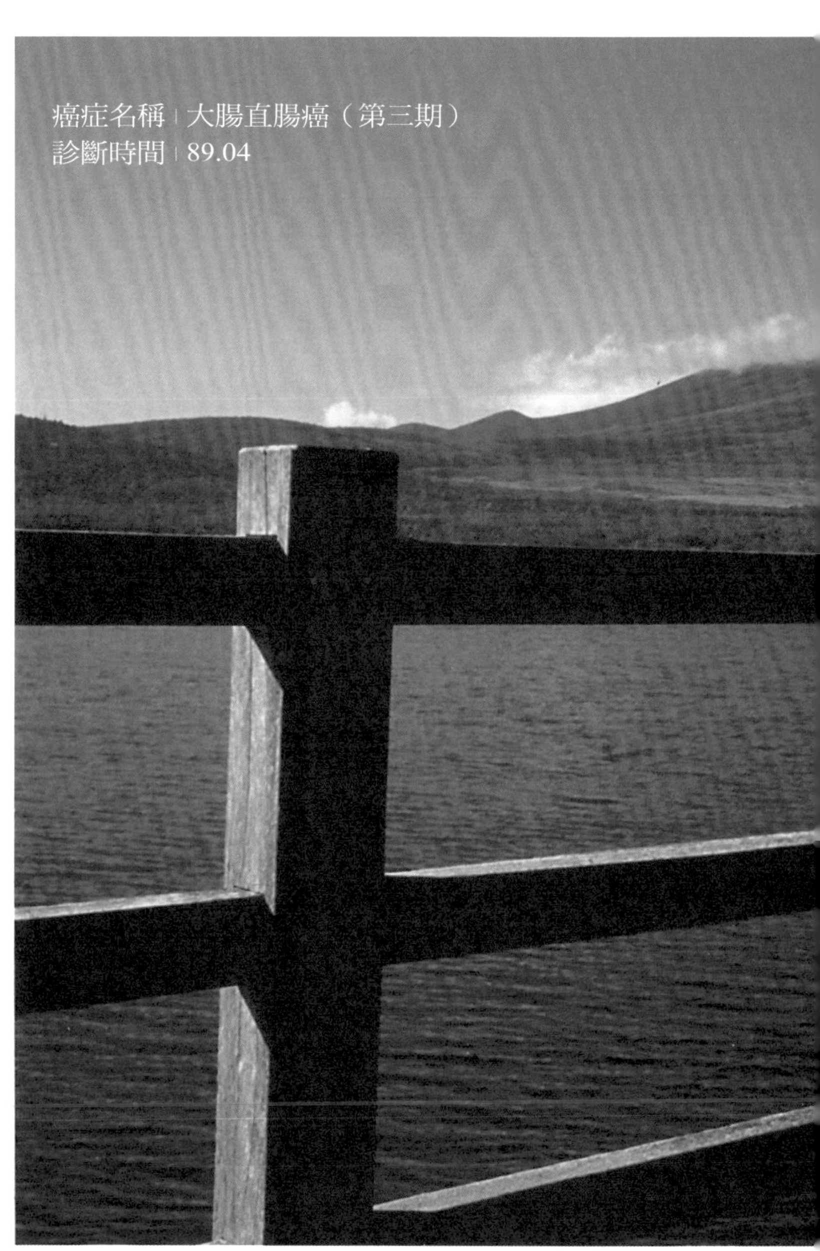

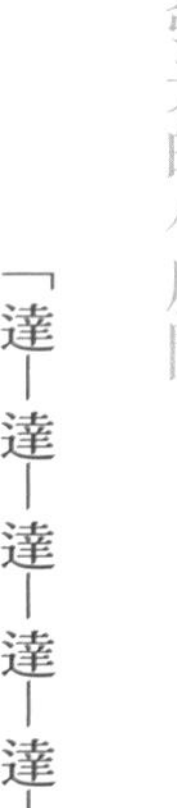

1．2012 年苗栗旅遊染布。
2．2013 年參加榮總造口俱樂部鶯歌旅遊。
3．民國 92 年於菩因禪寺擔任志工。

發光的小房間

「達—達—達—達—達—」裁縫機有規律地運作著，一個沉默專注的背影，在深夜的小房間裡發著微微的光芒。

我一向是低調害羞的，從來不愛與人爭鋒，卻因為自身患病需求，研發出一款更適合國人的「造口束腹帶」，分送幾位好友，無意中開始在病友間相互流傳，紛紛接到懇求訂做的請託，也因此開始投身製作，服務他人。

「貴香姐，我找不到合適的束腹帶，可以幫我嗎？」

「來！讓我先量量妳的身材。」

每次在小房間，啟動裁縫機，當「達—達—達」的聲音規律響起，我彷彿能看見病友們開心滿足的微笑，那份感謝使我發光，也使這份辛勞有持續下去的動力。

措手不及的噩耗

八十九年三月，因排便形狀變細，以為痔瘡復發，由一般診所轉往台大醫院進一步檢查，證實罹患直腸惡性腫瘤。

主治醫師隨即催促著我：「要立即住院，進行切除手術！」

當我對眼前這一切宣判，還措手不及的時候，醫師告訴我：「因腫瘤位置在肛門附近，連帶要切除肛門，安裝永久人工造口。」

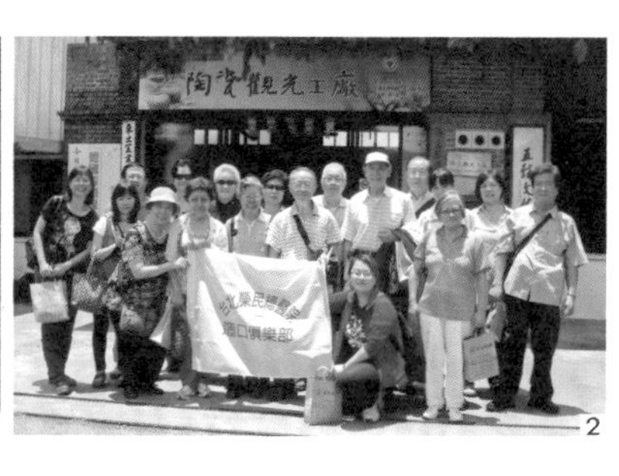
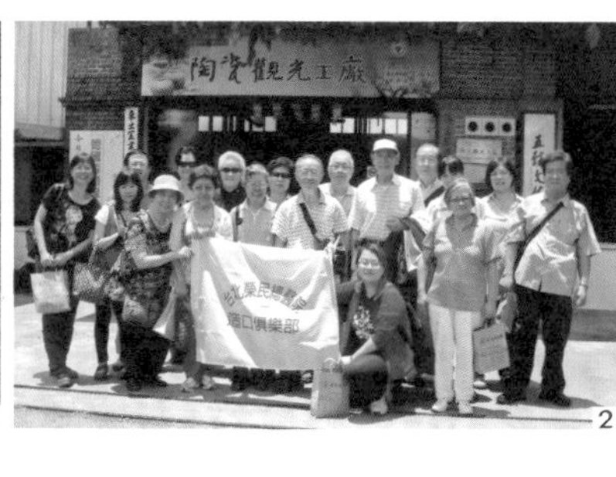

2

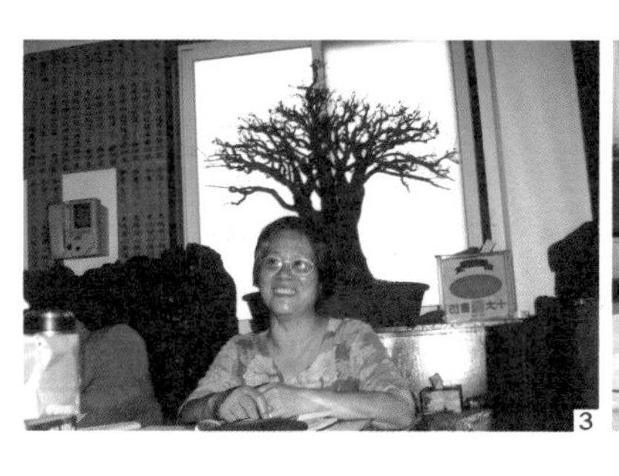
3

從此，開始一天天痛苦的治療期，手術前後，身心靈都飽受煎熬，當時只有一個信念，就是要堅強的活下去。

治療過程，終日疼痛的困擾，嚴重影響睡眠。服用化療藥物半年後，又做了二十五次放療。

化療及放療後，造成了終身傷害，我經常因腹瀉或嚴重腸阻塞，必須立刻呼叫救護車送進急診室，否則會有生命危險。

終結疼痛，轉換心念

身體經不了任何疼痛，生病的心理尤其軟弱，容易灰心喪志。

「這麼痛，倒不如一死百了算啦！」在我痛到無法忍受時，無意中產生了厭世的念頭。

然而痛苦似乎遙遙無期，「何時才可能停止疼痛？」醫生無法告知，只能提供藥品，幫助我暫時減輕壓力。

這種週而復始、沒有盼望、永無止盡疼痛的日子，折磨著病人的心志，造成許多人脾氣暴躁、易怒憂鬱，導致食慾不佳，身體越形消瘦；心理上也漸漸失去盼望、放棄對外溝通。

護理長看到我的情形，持續鼓勵我，自己也決心走出無謂的傷痛，開始學習調理飲食習慣，逐漸恢復身體機能。

儘管後來又發現右腎萎縮、左腎腹水結石，經治療後逐漸康復，現在只需每半年追蹤一次。

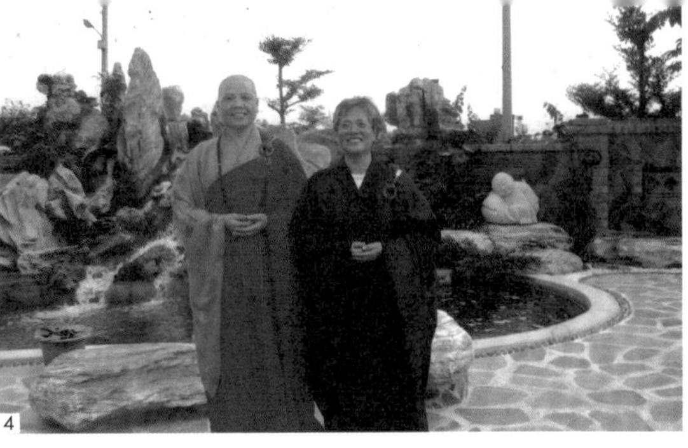
4

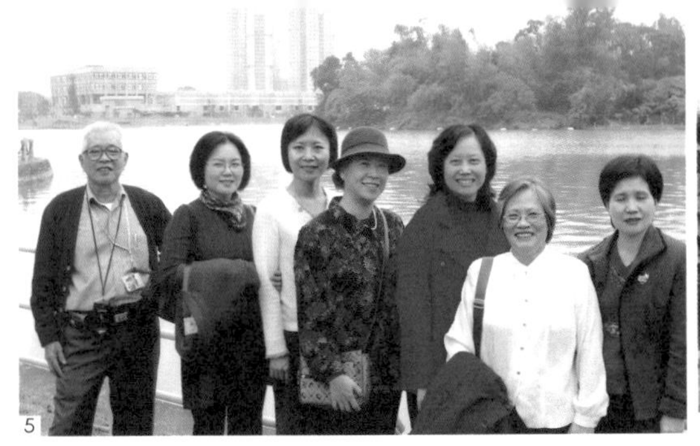
5

轉換心念，就能打開心房，我請教過來人的經驗，慢慢學會使用造口束腹帶，終於解除腹瀉或腸阻塞多年痛苦。

第一件成功改良造口束腹帶

生病兩年之後，又遭逢先生因病離世，心情一度轉趨悲觀。

此時正逢「中華民國玫瑰之友造口關懷協會」剛成立，需要招募及訓練志工；在當時台大醫院9C病房陳彩技護理長的鼓勵下，我加入志工群，因此結交許多志同道合的好友，讓我重燃人生信念。

購買造口束腹帶時，發現多是進口貨，除了價格較昂貴、尺寸不合，不吸汗的材質，不符台灣潮濕炎熱的氣候。

於是，我運用自己多年裁縫經驗，參與改良並設計製作適合國人皮膚的造口束腹帶，並按照不同病人身體需要來設計，量身訂作專屬病人的造口束腹帶，真正解決患者疝氣問題。

經過不斷研發，終於完成第一件由國人改良製作的造口束腹帶，更成為首位成功研發的造口束腹帶的殊榮。

自民國九〇年迄今，每年都有一百多位造口病友提出需求，完成超過四千條以上的造口束腹帶，造福保護超過一千多位造口病人，免於疝氣之苦。

每次看到病人滿懷愁容，走進台大造口傷口治療室尋求幫助，換得一個滿意的造口束腹帶後，歡喜快樂地走出醫院，這是我擔任志工、改良束腹帶，所獲得最大的成就感。

4．罹癌後民國 90 年於菩因禪寺與如念師父合影。
5．民國 96 年去高雄參加造口協會會員大會。
6．民國 90 年六龜志工旅行。
7．罹癌前與姊姊在馬來西亞的合照。

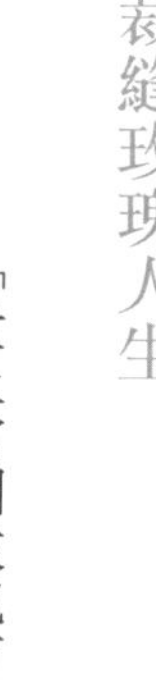

裁縫玫瑰人生

「世上常因玫瑰有刺而抱怨上蒼，卻少有人因刺上長有玫瑰，而感謝造物主！」

我曾經因為罹患癌症，而喪失生命力，卻忽略了，

原來那是玫瑰上的刺，為了彰顯人生的堅韌和美麗。

「唯有從苦難挫折中，走出來的人，才能真正去幫助同樣受苦的人。」台大醫院緩和醫療病房姚建安主任，在志工群面前這麼讚許我。

「不要這麼說，我只是盡自己的義務罷了！」

我永遠記得自己歷經多少的沮喪和痛苦，在病床上打滾，看先生離去，令兒子擔憂……；又是如何一步步從肉體折磨與內心無助的荊棘中走過，這段艱苦抗癌路程，深深打擊著我，也深深鼓動著我。

「人生不該向病痛妥協！」我看著朋友送給我的玫瑰花，靜靜地插在淺藍色的花瓶中。

忽然，升起一股力量，我拿起一支玫瑰花，細細看著。

「玫瑰因為有刺而顯得可貴！」一種靜定的感受包圍著我。

「放下自我，關懷別人」，乃是最好的抗癌良藥，我學會了服務與珍惜。

在台大造口傷口治療室擔任志工，每周至少值班一天，為病友諮詢服務。

8、民國 100 年與造口協會宜蘭旅遊。
9、民國 93 年與榮總造口俱樂部同遊士林官邸。
10/11、2008 年 11 月中代表中華民國玫瑰之友造口關懷協會出席 AOA 東京大會。

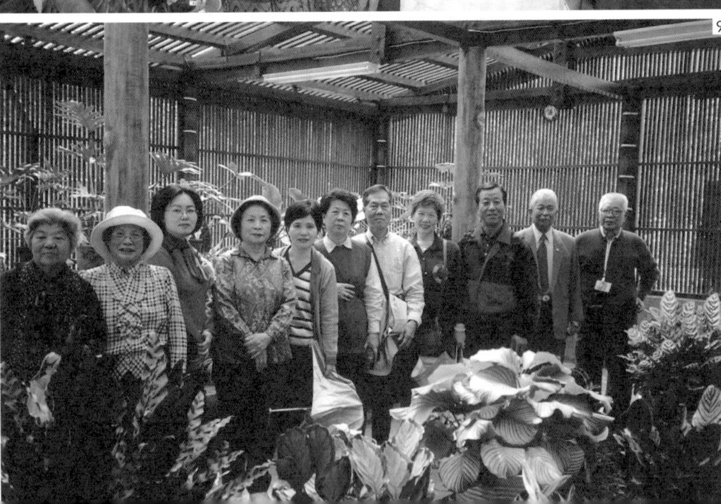

我把製作束腹帶部分所得，定額捐給「中華民國玫瑰之友造口關懷協會」，用於推動各項志工訓練的經費；偶爾請朋友帶些餅乾食物給「弱勢兒童免費課後培讀班」，鼓勵這些需要社會幫助的孩子。

「達—達—達—達—達—」

我在深夜靜靜發著微光的小房間裡，用微薄的力量，不斷裁縫一件件撫慰人心的玫瑰人生。

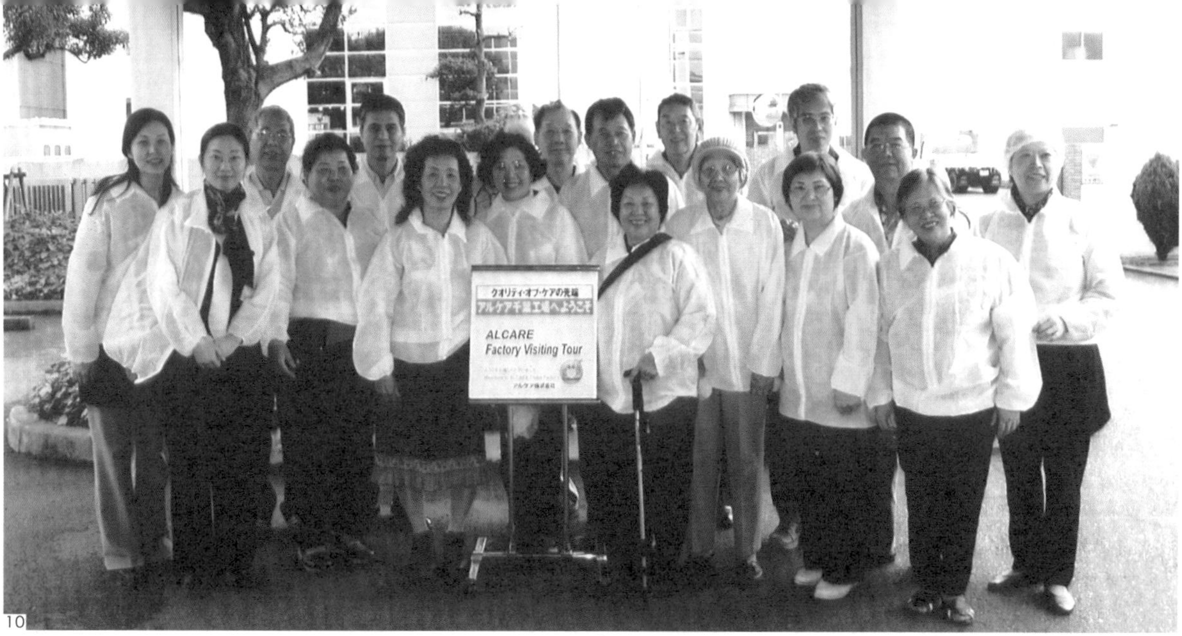

10

11

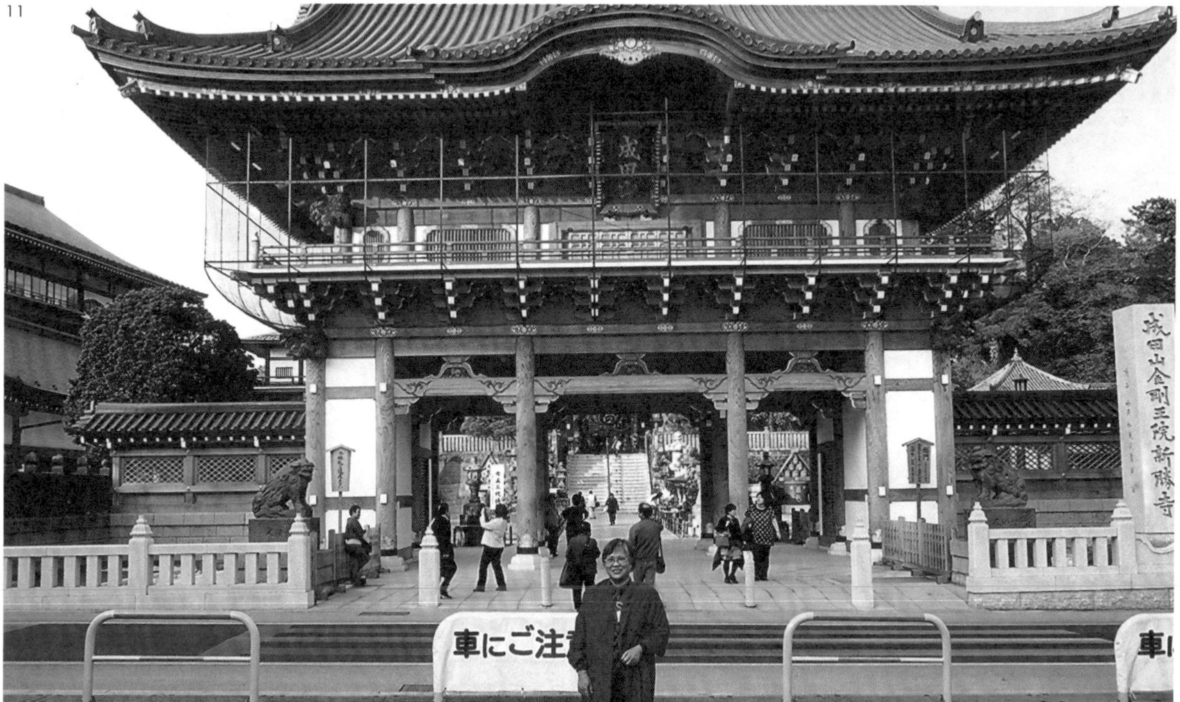

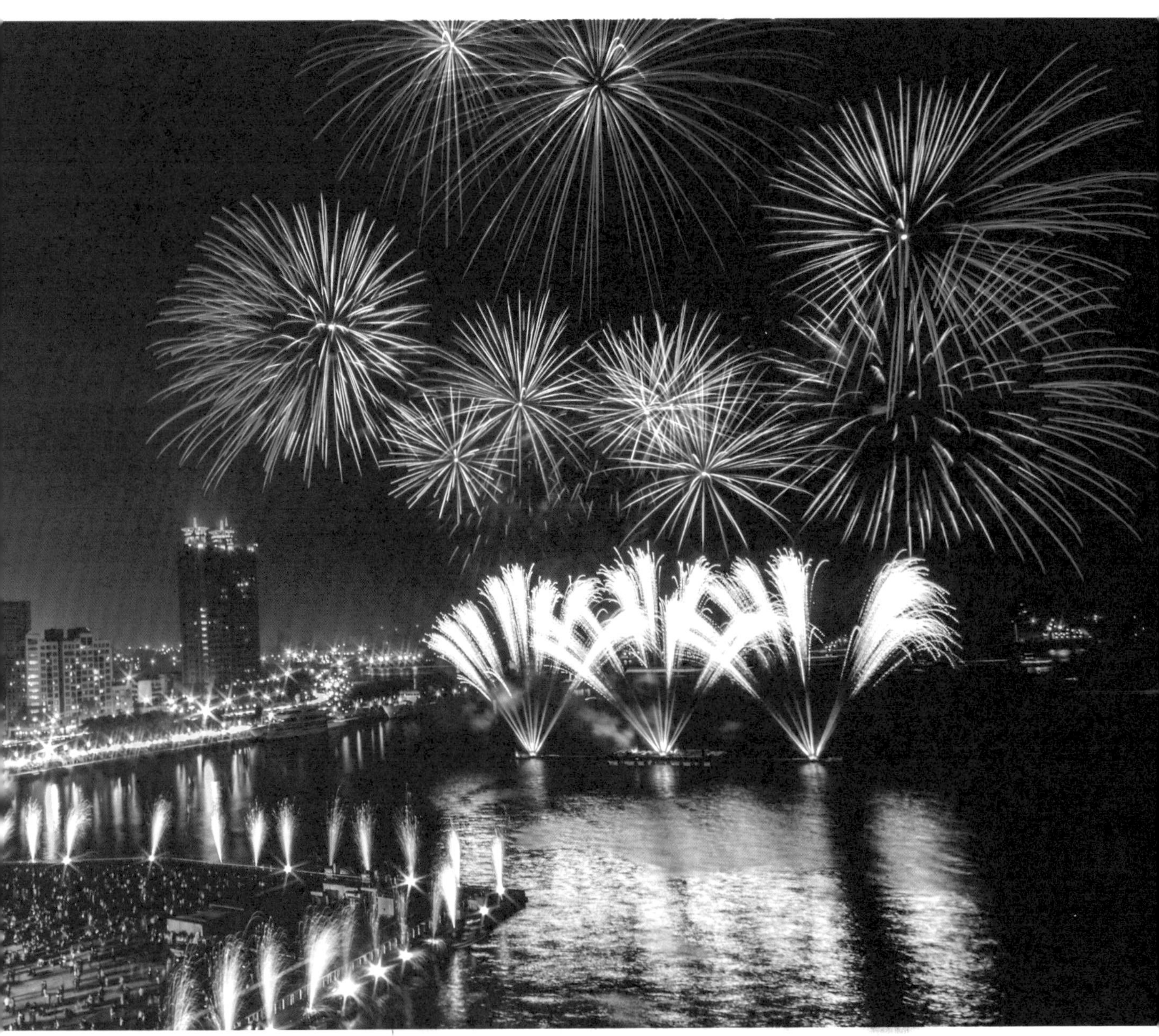

story

10

鏡頭下飛揚的青春

× 陳建弘

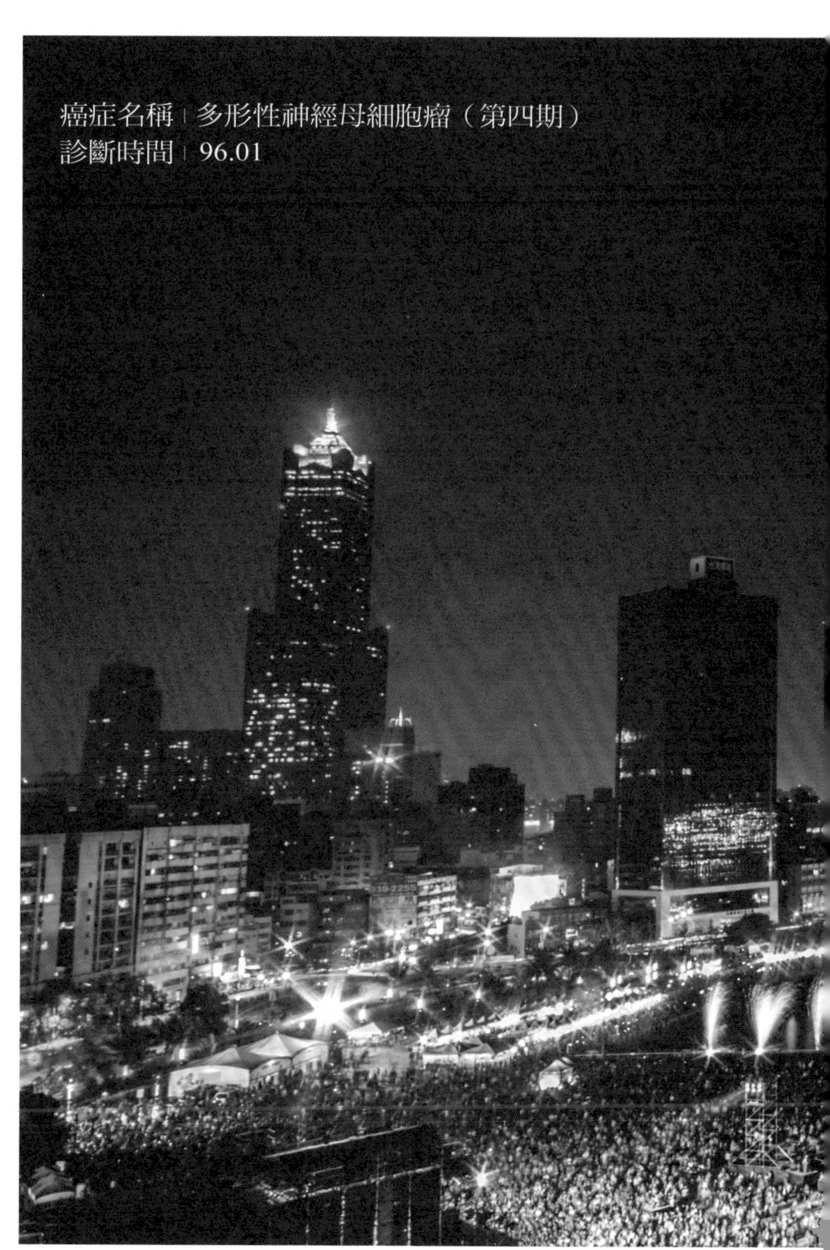
癌症名稱｜多形性神經母細胞瘤（第四期）
診斷時間｜96.01

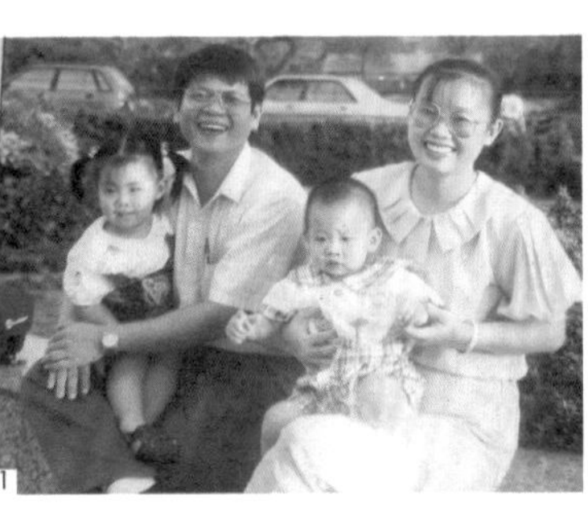

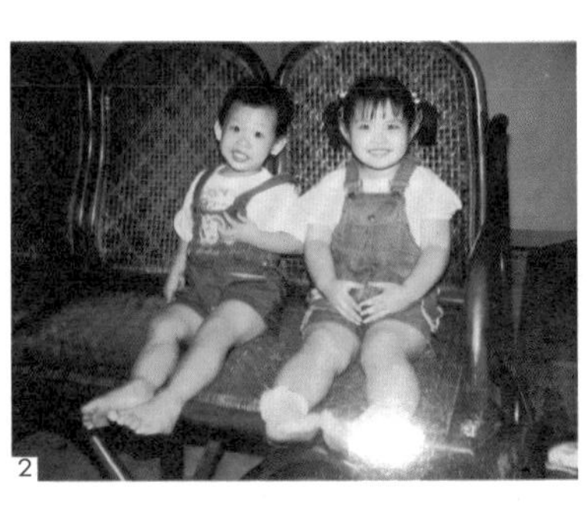

父親節的禮物

八月八號這一天，當別人歡慶著父親節，我卻要進手術房開刀。

家住高雄的我，北上就醫，母親為了能專心陪我對抗病魔，甚至辭去工作；開刀前一天，父親和姊姊特別北上為我加油。

「爸，您要的禮物……」

「傻孩子，只要你明天平安完成手術，就是送我最棒的禮物！」

腦瘤是在國中一年級的時候找上我的，當時的我正值青春年少，熱愛運動、喜歡參與各式各樣的社團活動，是相當標準的「陽光少年」。

直到一次練球時發現，左腳逐漸失去敏銳的感覺，變得有點麻痺，在學校也發生嚴重的頭痛、嘔吐症狀，父母察覺到不太對勁，帶我去看耳鼻喉科、中醫針灸及腦神經內科作肌力檢查，仍查不出異狀。

後來仍是劇烈頭疼，父親建議緊急做電腦斷層，檢查報告出爐後，只見母親眼睛腫腫的像哭過了，卻還是強顏歡笑地過來跟我說話。

母親告訴我：「你可能得了腦瘤！」

但一切要等詳細報告出來才能確定，要我先別緊張，那時我對「腦瘤」一知半解，只知道大概有奇怪的東西長在我的頭腦裡，深不知事態嚴重，還以待在醫院不用上課為樂。

從一百個惡夢中醒來

五天後，我動了生命中第一次腦部大手術，過程長達十個小時。

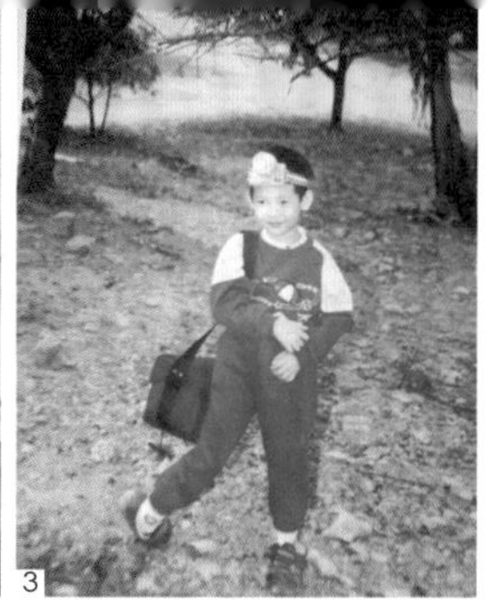

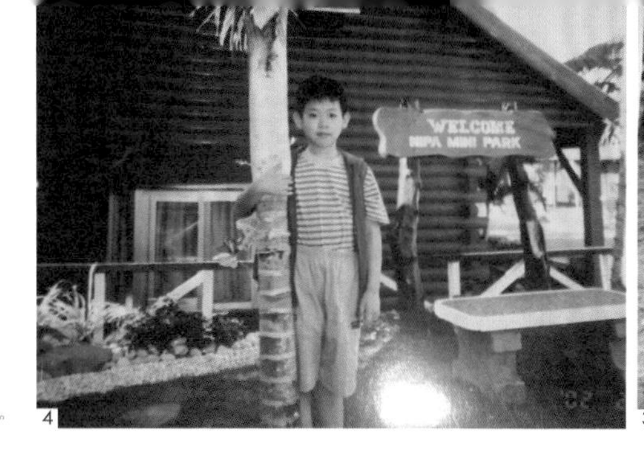

1/2、我最愛的父母親與姐姐。
3/4、罹癌前的我是個活潑的小男孩。

送入加護病房時，手腳都被綁在病床上、喉嚨插著導管，彷彿成了生化人，痛苦的滋味非三言兩語所能形容。

傷口雖然有止痛藥的幫助，但內心熾熱的疼痛感卻無情的向我襲來；那夜，伴隨著發燒，我彷彿做了一百個惡夢，我害怕就此不醒……。

後來傷口漸漸穩定，轉進普通病房，父親開始跟我解釋何謂腦瘤，它沒有預警地長在右側額葉，也悄然奪走我左半邊上下肢體的靈敏度，更無聲無息地改變了我往後的人生。

治療過程十分漫長，當時對一切感到絕望，成天只想待在病房，躲進線上遊戲的虛擬世界，避免與外界有任何接觸，彷彿這樣就能忘記得到腦瘤的事實。

「要是放棄的話，比賽就等於結束了喔！」

我最喜歡的《灌籃高手》，安西教練曾對失去戰意的球員說這句話，我不想結束這場人生比賽，於是我堅決告訴自己要從惡夢中醒過來！

逆轉勝，主動出擊

爾後開始接受一系列標準治療，化療、放療、口服藥物，期間因腫瘤出血，又開了第二次刀，這次在腦部裝設「OMAYA」，一星期從此裝置抽出一次腦脊髓液，為了避免感染，每次都要把局部毛髮剔除。

每次的「抽水」代表著疼痛的來臨，腦中的幸福感也隨之一點一點被抽除。

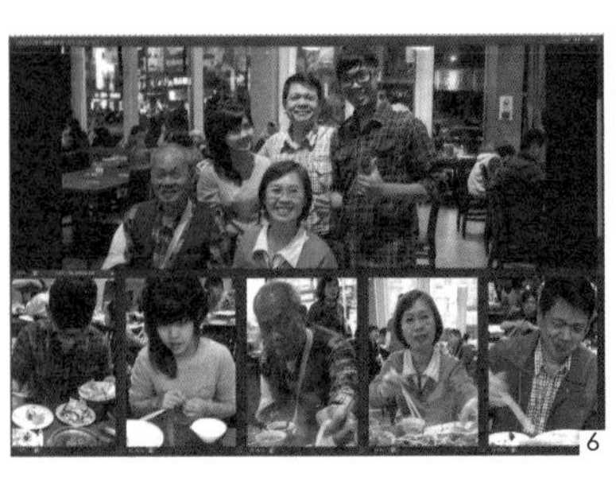

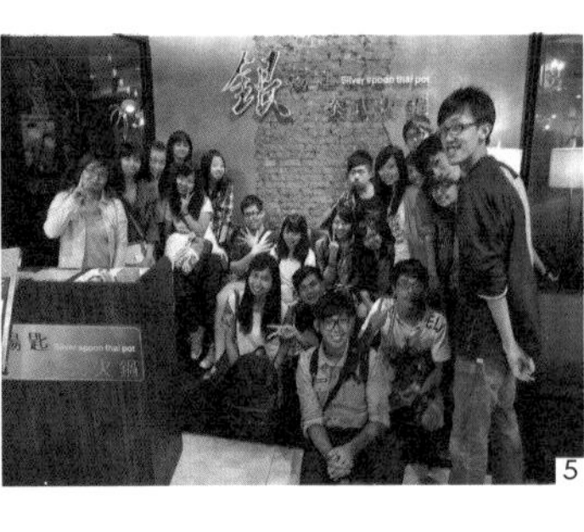

5、和好朋友一起聚餐。
6、與家人溫暖的聚會。
7/8、擔任活動的攝影記錄。

記得那時父母親眉頭深鎖，決定尋訪更有效的治療法，因此找遍全台名醫，答案都是「無能為力」。

後來只有台北榮總神經外科黃隸棟主任，一句：「可以試試看！」給了我們一線希望。

於是，決定九十六年八月八日父親節這天，進行第三次腦部大手術。

這次手術就像籃球比賽上，追回比數的關鍵，讓我的健康「逆轉勝」，往後頭部不再疼痛也無需抽水了！

父親在我開完刀後，對我說：「這是我收過最棒的父親節禮物！」

學業戰和心理戰

因為生病開刀，向學校請了長假，加上每月還要再請一個禮拜，回醫院接受化療，導致成績一落千丈。

「你看，那個人！」細碎的耳語隨風飄來。

沒有頭髮，加上走路一拐一拐，讓我十分自卑沮喪，看見不熟識的人，用異樣眼光打量我，內心跟著淌血。

這不是我的樣子，我不敢照鏡子，也不敢出門，好怕再聽到任何閒言閒語，我會受不了打擊。

幸好班上老師同學沒有因此排擠我，反而對我更加呵護及關心，讓我有了重新振作的動力，終於順利從國中畢業，進入高中就讀。

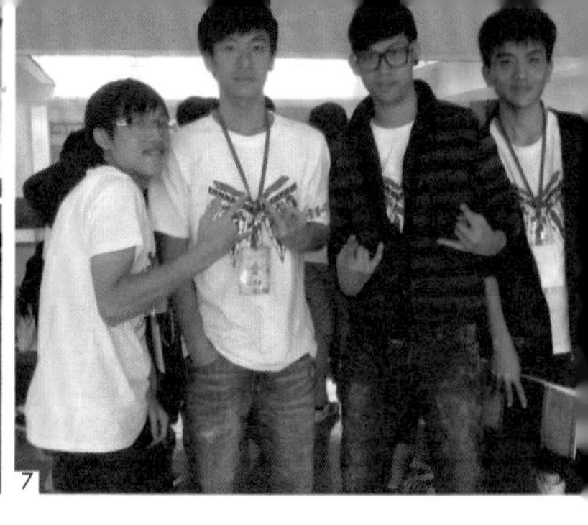
7

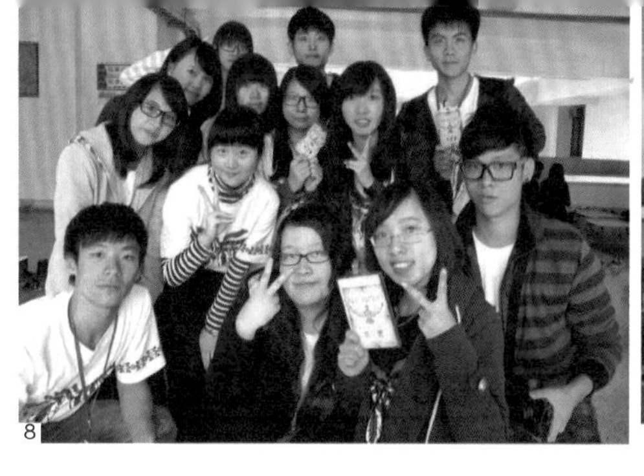
8

為此，我徹底結束長期沉迷電腦的宅生活，開始自行報名市民學苑的攝影課，雖然每個月仍要作一個禮拜的住院治療，但我還是努力找出時間進修攝影技巧，外拍增進自我實力。

生病前的那位陽光少年，終於回來了！

我重新找回樂觀積極的態度，沒有被病魔打敗，不再自怨自艾，還多了一份對未來的期許。

留住靜止的永恆

高中二年級，課堂中播放了一部電影──《現在只想愛你》，從此改變了我往後的人生。

電影描述患有皮膚病的男主角，總以為身上隨時散發藥膏的難聞氣味，因此產生自卑感；一位患有特殊疾病的少女，只要長大就會死去，必須用藥物抑制發育。卻因攝影而相識，一起學習、一起成長，最後少女不再抗拒成長，儘管走向死亡，卻留下了許多動人心弦的相片。

「一張美好的照片，能夠觸動人心，甚至可以成為永恆！」

彷彿一道暖流，注入我的內心，電影中描述的自卑、疾病、死亡情節，都曾降臨在我的身上，攝影的魔力令我驚嘆不已，多希望我也能具備「留住美好」的能力。

我發現：拍照的那一刻，時間恍如靜止，像一首美麗的詩。

自此，開啟我學習攝影的契機，並嘗試拍下一張張紀錄永恆的相片，一年後參加校內比賽獲得優勝，更激勵我繼續往夢想前進。

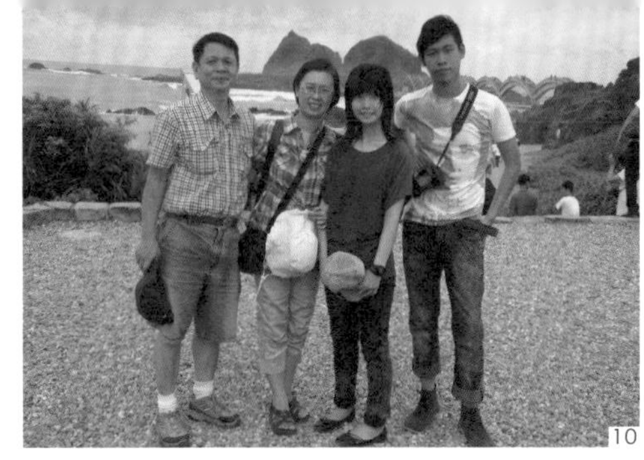

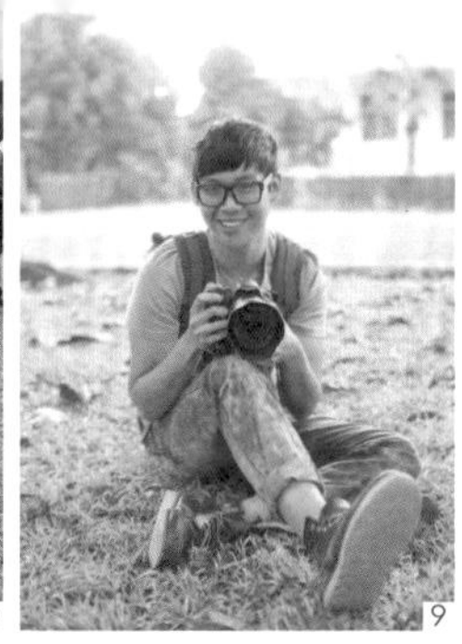

9．接觸攝影，對我來說是一件很幸福的事。
10．一路上給我扶持的家人。
11．作品－夢幻高雄。

逆風，飛揚的青春

「弟弟，看這邊！」

現在的我，是傳播藝術系的學生，接觸攝影已過三個年頭，現在有很多機會幫別人拍攝活動紀錄、婚禮寫真。

父親難免擔心我的身體狀況，他覺得我的腳可能無法負荷時常的東奔西走，希望我嘗試更多幕後工作。

今年參加高雄市政府設立的「夏初」關懷志工，並擔任文化中心「青少年志工博覽會」的攝影志工，當天與民眾互動，拍了許多珍貴畫面，從事自己喜歡的興趣，還能服務他人，帶給我極大的成就感。

近期我還要做一項計畫，想藉由影視專長，拍攝一部癌症相關的紀錄影片，對象就是我以前待過的台北榮總 92、93 病房，和我現在住院的高雄長庚 6G 病房的孩童。

我想要與他們聊天、互動，趕走恐懼和寂寞，帶回青春的笑臉，藉由拍攝影片，紀錄努力和生命奮鬥的過程。

過去，我曾錯失很多生命中重要的東西，也沒有細細品味生活的樂趣。

現在，讓我重新抓取鏡頭下飛揚的自己。

11

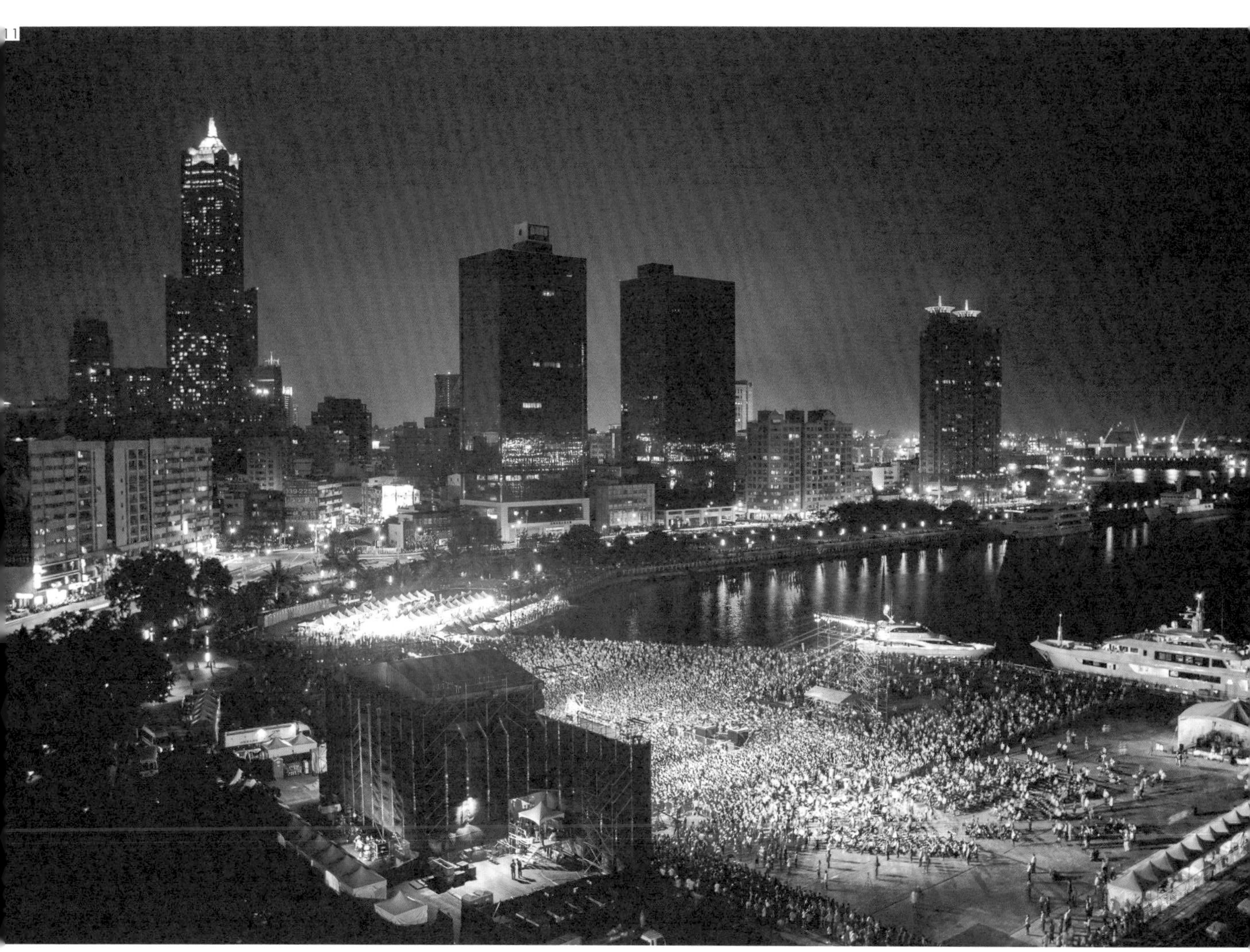

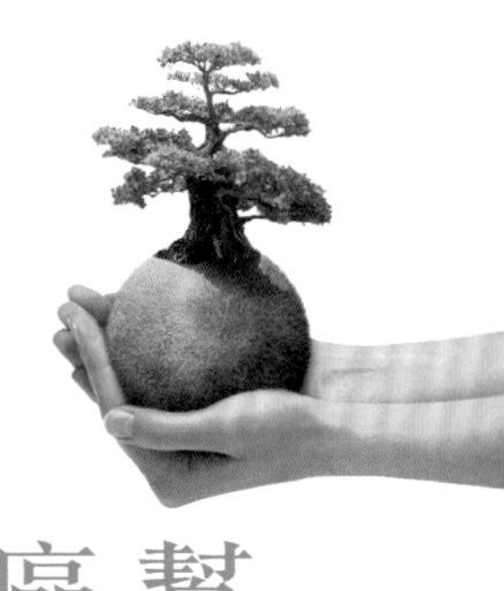

幫手——癌友復健好助力 輔具的介紹與應用

文／陳莞音 臺大醫院復健部輔具中心職能治療師

輔具應用是除了復原性復健以外，廣為應用的復健方法。輔具的用途不侷限於醫療的需求，其種類繁多，若能適切應用，可矯正姿勢、避免變形，亦有助於提升癌友的日常生活功能、減輕照護者負擔，提高雙方的生活品質。

輔具種類細項繁多，使用時需審慎考量個體身心功能、使用情境、環境支持，甚至個人的偏好等，故使用輔具前，宜先諮詢專業治療師或輔具中心的專業人員（目前全臺各縣市均有設置輔具資源中心），了解自己所適合的輔具類型與使用方法，避免錯誤選用而造成的二度傷害，而短期需要者，更可洽詢是否有租借的服務或資源，減少照護支出。

在復健與照護的過程中，癌友們若能保持積極的心態，善加使用輔具協助自己與照護者，不但可以節省體力延緩衰弱，更能增進日常生活功能之獨立，擁有自主與尊嚴的抗癌生活。

以下將簡介癌友於日常生活可能使用的輔具，並概述其功能：

一、行動類輔具：

需依據個別癌友之行走能力、耐力、步伐、手部功能等，決定適合使用的行動輔具。

輔具名稱	適用對象／用途
拐杖	尚可步行但需要輔助平衡之癌友。四腳拐相較於單點拐可提供更為穩固的支撐，但收納較佔空間。
助行器	可提供更穩定的平衡輔助，適用於雙手尚可抓握的癌友。但上肢肌肉力氣較弱或耐力不足者，則建議使用附輪式助行器，另有附座椅式可隨時休息。
手推輪椅	長距離步行較為吃力困難，下肢肌肉力氣欠佳的癌友，手推輪椅可協助其安全的移動。 另外，針對轉移位到輪椅有困難、無法站立的癌友，附有可拆卸式的扶手與靠腳之「特製輪椅」，可減少移位過程中的阻礙，

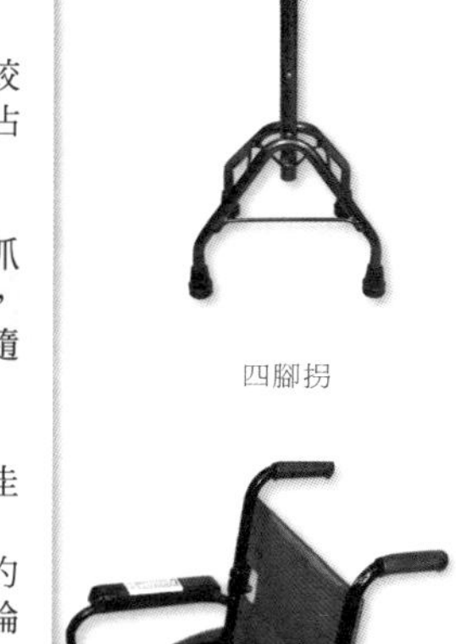

四腳拐

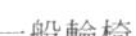

一般輪椅

二、姿態擺位輔具：

輔具名稱	適用對象／用途
踝足部裝具（垂足板）	長期臥床、下肢肌肉無力、腳板無法上翹之癌友。此裝具可避免踝足部僵硬變形，穿戴時需注意有無破皮或壓痕。
減壓坐墊	無法站立需長期乘坐輪椅、脊椎腫瘤致下半身感覺受損之癌友。使用坐墊可維持身體姿態的平衡，協助臀部減壓。市面上分有氣囊式、凝膠式與泡棉（或乳膠）式。若已有壓瘡者則以氣囊式為佳。

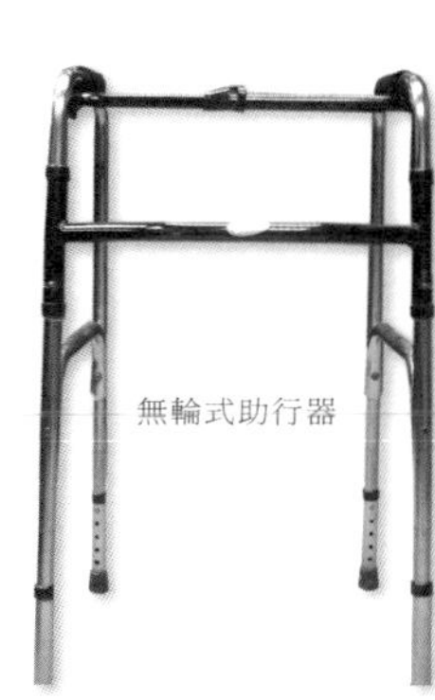

無輪式助行器

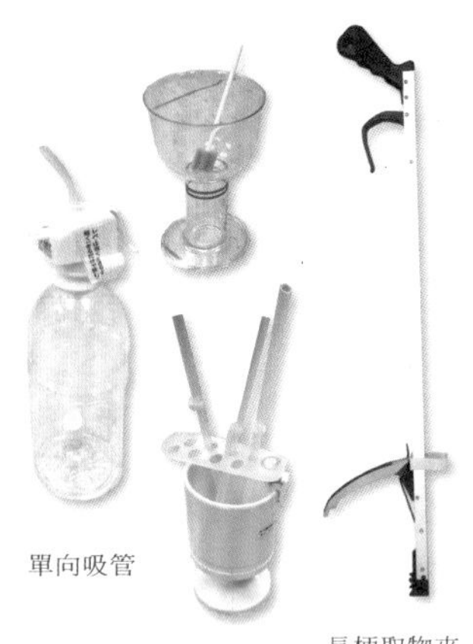

單向吸管

長柄取物夾

三、日常生活輔具：

輔具名稱	適用對象／用途
單向吸管	吸吮力量弱或頭頸部癌友。此吸管附單向活門，一口飲料可以分次吸吮，較不費力。
缺口杯	頭頸部癌友若有頸部僵硬困擾，此杯可減少飲水時頭部後仰角度，不需將頭抬高即可喝到杯中最後的水。
長柄取物夾	彎腰困難、手碰不到腳、下肢無法抬高、上肢無法高舉之癌友，可使用長柄取物夾拿取高處、遠處或地面的物品。

四、如廁輔具：

輔具名稱	適用對象／用途
馬桶增高器	下肢肌肉力氣不足、坐至站之能力較差之癌友。使用馬桶增高器並搭配扶手，起身較容易，並使如廁安全性大增。
行動式便盆椅	步行困難或行動緩慢之癌友。附有輪子可方便移動（輪下有剎車亦可固定使用），緊急時可以利用此便器椅就近如廁，後續再將底下便盆拆下至浴室清洗。

有輪便盆椅

五、沐浴輔具：

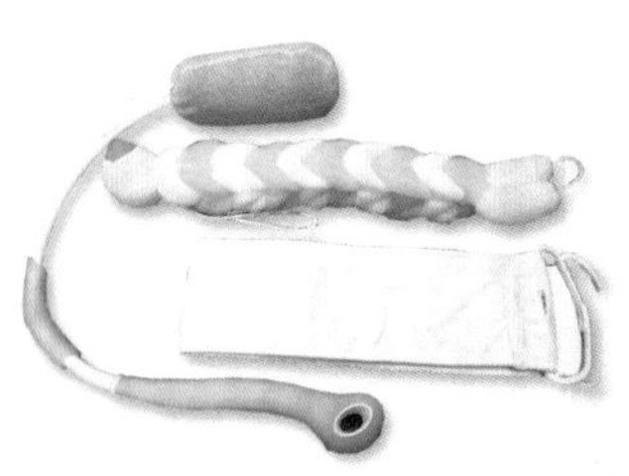

沐浴用輔具

輔具名稱	適用對象／用途
洗澡椅	下肢肌肉力氣不足、有跌倒疑慮者。坐姿下沐浴不需費力維持平衡，較為省力與安全。
沐浴刷	彎腰困難、手碰不到腳、下肢無法抬高、上肢無法高舉之癌友。 ▪ 彎柄式沐浴刷可輕鬆刷洗背部，對於乳癌術後或肩部關節僵硬疼痛者有極大的幫助（市面上有售之長條沐浴巾亦可）。 ▪ 長柄式沐浴刷則不需彎腰就能刷洗足部，尖端的泡棉可以清理指縫徹底清潔。

六、轉移位輔具：

妥善運用移位類輔具，保護患者與照顧者，是照護中非常重要的課題。

輔具名稱	適用對象／用途
移位滑墊	肢體無力、長期臥床者，難以自行調整姿勢需他人協助者。 ▪ 軟式：照護者將移位滑墊置於患者身下，可利於在床上移動、翻身或調整位置。 ▪ 硬式：四肢癱軟需要較多支撐的患者，或只能於躺姿下移位至另一平面者適用。此類患者調整姿勢時建議與移位支撐帶一併使用，可有助於臀部、肩頸部的移動及翻身。
移位腰帶	可坐姿下移位但需他人協助，雙腳尚可略微站立者。 附有提把提供施力點。從坐姿至坐姿或從坐到站均適用。
移位轉盤	能夠以雙腳支撐，但是無法轉動身體者。 站姿轉位下配合使用移位腰帶，可以提供轉位病患最佳的支撐性及安全性。

七、醫療用輔具：

輔具名稱	適用對象／用途
脊柱矯具 （又稱背架）	脊椎變形、脊椎狹窄或滑脫者，或脊椎腫瘤患者。 主要是給予支撐，限制脊椎過度活動以保護脊椎、避免變形。脊柱矯具種類型式繁多，穿戴前務必諮詢復健科、骨科醫師以及治療師，以避免誤選和錯用。
壓力衣 （手套、袖套）	預防與緩解淋巴水腫之癌友。 特別是乳癌術後，上肢發生淋巴水腫之機率極高，定時穿戴壓力衣進行復健活動有助於腫脹、疼痛的緩解。
抽痰機	經拍痰、姿位引流等方式仍無法順利排痰者、氣切者。 利用抽吸將氣管中的痰液、分泌物或嘔吐物移除，使用前宜先化痰噴霧、給予氧氣。

癌症病人如何選擇對的復健運動

文／曹昭懿 臺大物理治療學系 教授
林慧芬 臺大醫院 物理治療師

適量運動的好處太多了！對於癌友而言，持續適量運動可以增加存活率，增強體能幫忙應付日常生活所需的體力，而運動本身對心理層面也有許多好處，會讓人覺得放鬆、心情愉快。

治療期的癌友可以「安全運動」

有人問治療期間這麼虛弱不舒服，可以運動嗎？其實只要注意身體狀況，不犯運動禁忌，適量的運動是安全而有益的。治療期間運動每週可規劃三天(至七天)，從短時間、輕阻力、少次數開始逐漸增加運動量，運動前須得到主治醫師同意後，才能開始運動，但當身體處於下列較差情況時，就要暫停運動：

1、化療進行期間之前三天，可能體力差，抵抗力弱，可暫停運動。
2、白血球太低（3000/mm3）時，有感染的危險。
3、血小板太低（50000/mm3）。
4、血紅素太低（10 g/dl）。
5、發燒超過38℃。

6、休息時心跳過快（>100），心跳不規則。

7、異常疲倦、（肌）無力、暈、酸痛、骨頭痛。

8、運動時很喘、噁心、血壓急速上升。

9、運動後感覺非常疲倦，休息三十分鐘依然無法恢復。

康復期的癌友可以「加量運動」

已完成積極治療（如手術、化療、放療）之康復期癌友，除了體力較差外，並無特殊不適狀況，此時運動建議量為每週至少要一百五十分鐘，每天約三十分鐘，每週為五天運動時間，五天中最好有兩天是包含訓練肌力與肌耐力的阻力運動，運動在此階段扮演健康促進、降低癌症復發率、延長健康存活年歲的角色，癌友可依體能情況逐漸提高運動量。

為自己設計一套專屬的復健運動

每次運動前要做暖身操，可利用走路、踏步配合擺手、肩關節旋繞及伸展操當作暖身，感覺到一點點喘或稍稍流汗時，即可開始正式運動。

運動主要分二大類：有氧運動與訓練肌力、肌耐力的阻力運動，有氧運動與阻力運動間隔天做，體力狀況好時則可以同一天兩項都做。

有氧運動

最簡單的有氧運動就是快速走路，治療期癌友可從一天十五分鐘開始；康復期癌友從三十分鐘開始，若覺得太累可先縮短時間，然後再逐漸增加至一倍的時間甚至更久。

運動劑量可以利用心跳數來估計，治療期的癌友最大心跳數貯存量，可先將目標設定為百分之四十；而康復期癌友則為百分之五十（心跳貯存量之計算公式如後），若心跳速率仍無法維持在開始的分鐘數時，可從更低心跳的運動量開始，或是先做較短時間的運動。除了走路以外，騎（固定式的）腳踏車、走跑步機、手搖腳踏車甚至太極拳、瑜珈也都是可以選擇的項目。

游泳或到健身房也很好的有氧運動，但對於治療期病友而言，卻為較容易被感染的環境，因此不建議治療期間的癌友去游泳或到人多處運動。

阻力運動

阻力運動可以提昇肌力與肌耐力，對於癌友日常活動或工作是有幫助的，可利用啞鈴、沙包、水瓶、彈力帶等道具進行阻力運動。

阻力運動多是針對上下肢比較大的肌肉做訓練，建議治療期癌友大約是舉（或踢）六至十二下就無法再舉起的重量，每次每個動作五至八下開始（到十五下），一天可以做一到三次；康復期癌友大約是舉（或踢）十二至十五下就無法再舉起的重量，每次每個動作八到十二下開始（到十五下），一天可以做一到三次。當做到十五下還覺得輕鬆時，就可以開始增加重量與次數，漸漸調整適合自己的運動量。

最大心跳數計算公式與說明，以治療期癌友為例：

公式：

心跳貯存量＝ [40%（最大心跳數－休息心跳數）＋休息心跳數]
估計最大心跳數＝（220 －年齡）

60 歲的癌友，估計最大心跳為 160 下（220 －年齡 60），若平時心跳為每分鐘 80 下，則可以由 [40% ×（160（最大心跳數）－ 80（休息心跳數）＋ 80（休息心跳數）] ＝ 112 下心跳的運動量開始。

※ 所謂最大心跳是指運動到最喘時的心跳，可以用（220 －年齡）來估計

復健運動示範說明

復健運動主要目的為提昇癌友體力，儘早恢復身體機能與生活作息，因此，將復健運動分為上肢、下肢、坐立、站立等動作進行，並使用水瓶、沙包、彈力帶等道具增加阻力及加強肌肉重量訓練，可依下列圖示說明自行練習，並視自身治療狀況調整運動量，同時也可利用身邊隨手可取的道具配合使用，簡而易行的復健動作立即就能隨時動一下唷！

1. 有氧運動

建議方式：快走

治療期間與康復期間走路運動劑量一般原則

	治療期	康復期	備註
持續時間	由 15 分鐘開始，逐漸增加到 30 分鐘。	由 30 分鐘開始，逐漸增加到 60 分鐘。	體力不夠無法一次做到30分鐘時可先做10分鐘，再增加時間，至少以 10 鐘為單位，可分段做累積到建議時間。
頻率	體力很差時可以每天少量多次進行。每週 3 天逐漸增加到每週 5-7 天。	每週累計至少 150 分鐘。可以每天連續 30 分鐘，一週 5 天；或是每週做 3 天，每次 1 小時。	
強度	輕度到中等程度。自覺費力程度輕微到有點吃力。	中度到有點強。自覺費力程度到有點吃力。	輕度運動：一般走路速度，約 4 公里 / 小時。 中度運動：快走，可以講話，有點流汗，速度約 6 公里 / 小時。 激烈運動：慢跑（約 9 公里 / 小時），會喘，不能講話。
目標心跳	40% 心跳貯存量。	50% 心跳貯存量。	必須達到目標心跳，或自覺有點費力但可以做的程度。

2. 阻力運動

依據做完 10 次覺得吃力程度作重量調整。若無法做到 10 次，則以可做到的次數開始，再慢慢增加到 10 次，或是降低阻力至可以做到 10 次並覺得有點吃力的程度。

上肢運動

可配合使用水瓶及彈力帶進行

1 上舉

握住水瓶，向上舉動作到肩膀高度或頭頂，再慢慢放下。注意肩膀避免聳肩。

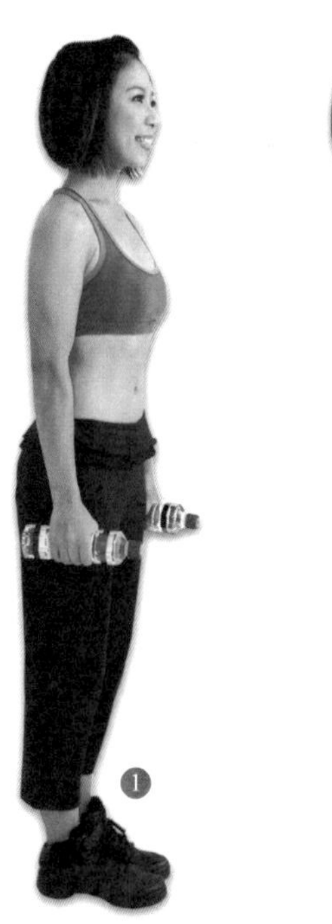

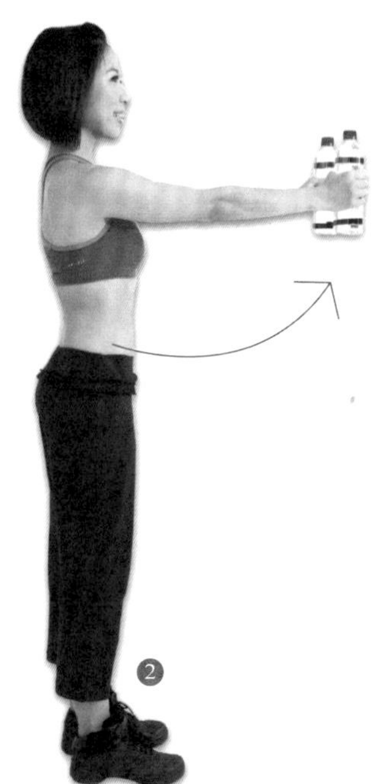

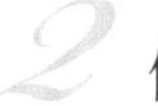

側舉

握住水瓶，向側面舉到肩膀高度或頭頂，再慢慢放下。注意肩膀避免聳肩。

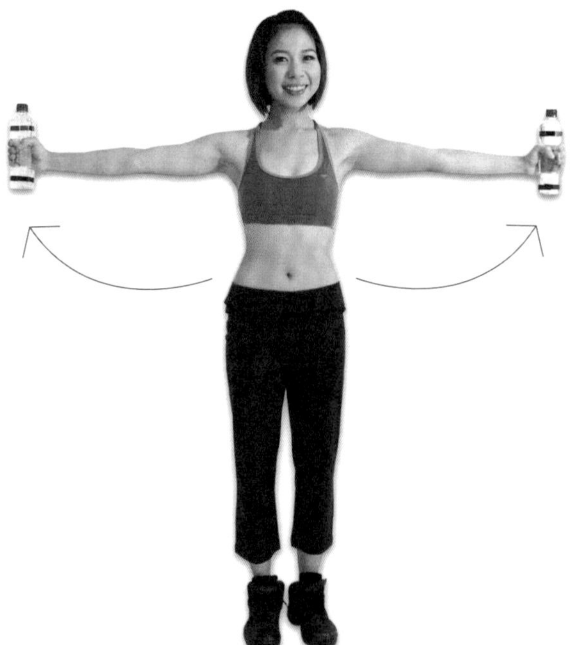

3 肘彎曲

握住水瓶，手自然下垂，彎曲手肘到 90 度，再慢慢放下。

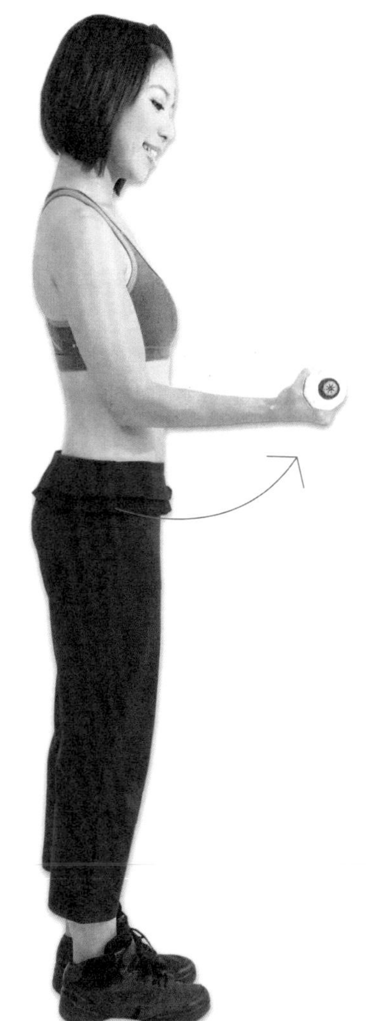

4 肘伸直

握住水瓶，手臂抬高，手在脖子後，伸直手肘，再慢慢放下。

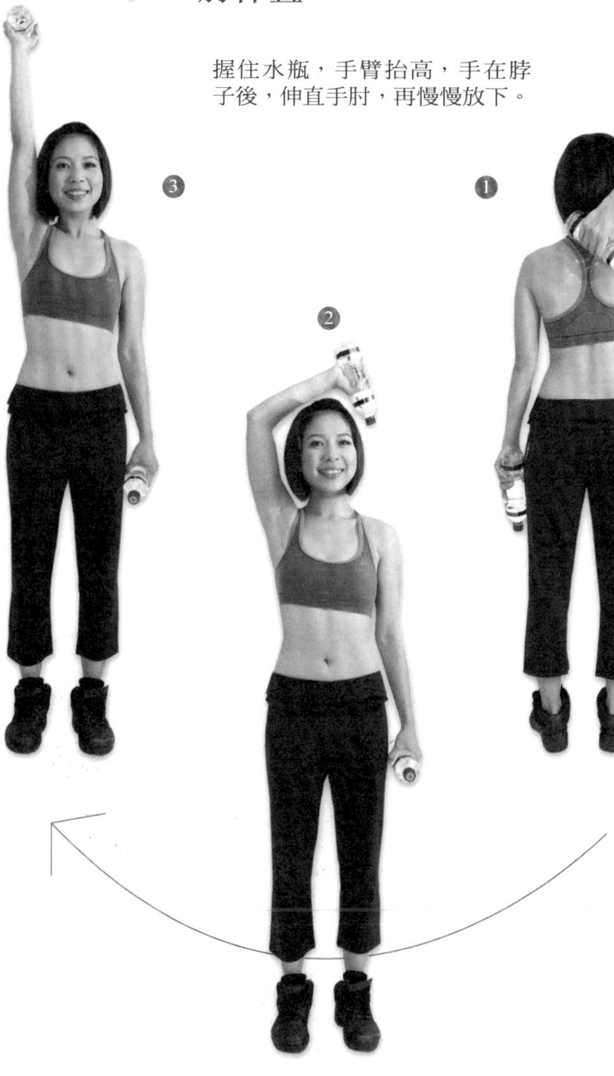

下肢運動

可配合使用沙包及彈力帶進行

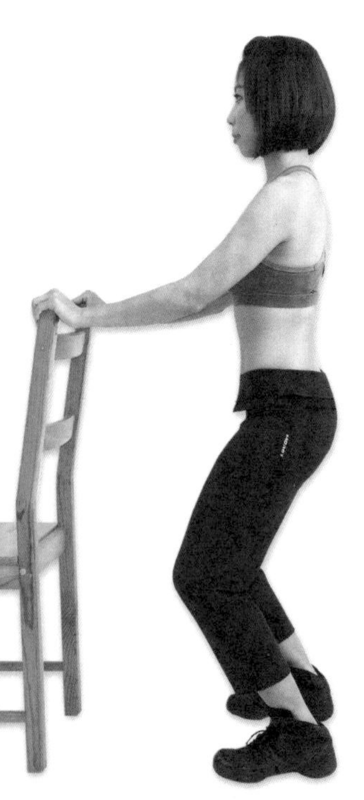

蹲馬步運動

可以手扶椅背或欄杆協助平衡，注意膝蓋朝正前方，依體力做 10 至 30 次。

墊腳尖 / 翹腳掌運動

可以手扶椅背或欄杆協助平衡，依體力做 10-30 次。

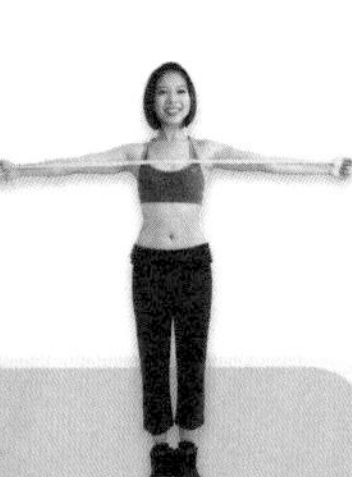

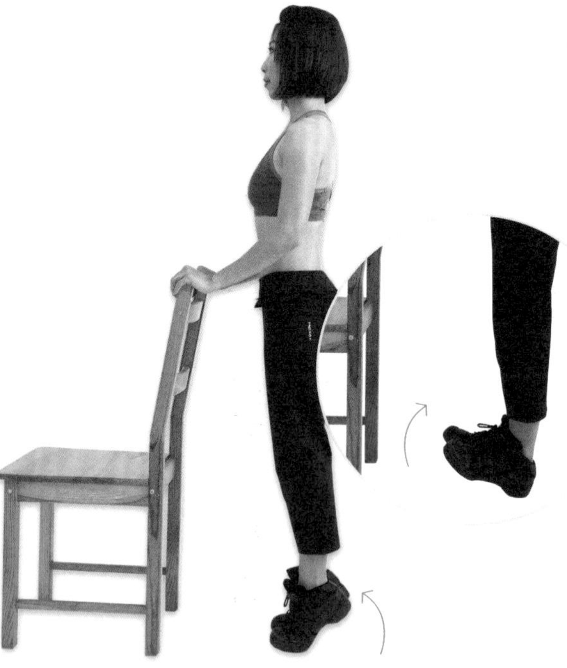

認識復健運動好幫手－彈力帶

彈力帶在物理治療、運動醫學開始廣泛使用，因無場地及設備限制，對於居家運動或執行團體運動訓練班，具有相當實用性與便利性。有研究顯示使用彈力帶做肌力訓練的效果不亞於使用健身器材，所以無論在治療或康復期間都很適合用彈力帶做運動。

市售彈力帶部份以顏色分級，若不知道該使用多少重量做訓練，最簡單的方式為根據自覺費力程度做調整，例如先做 10 次後，自覺有點吃力就是剛好的程度，運動強度進展方式建議先增加次數或組數 (10 次為一組、作 2 至 3 組)，再來進階強度，可使用高一階強度之彈力帶，或對折、重疊兩條彈力帶，及將彈力帶起始長度縮短來增加阻力。

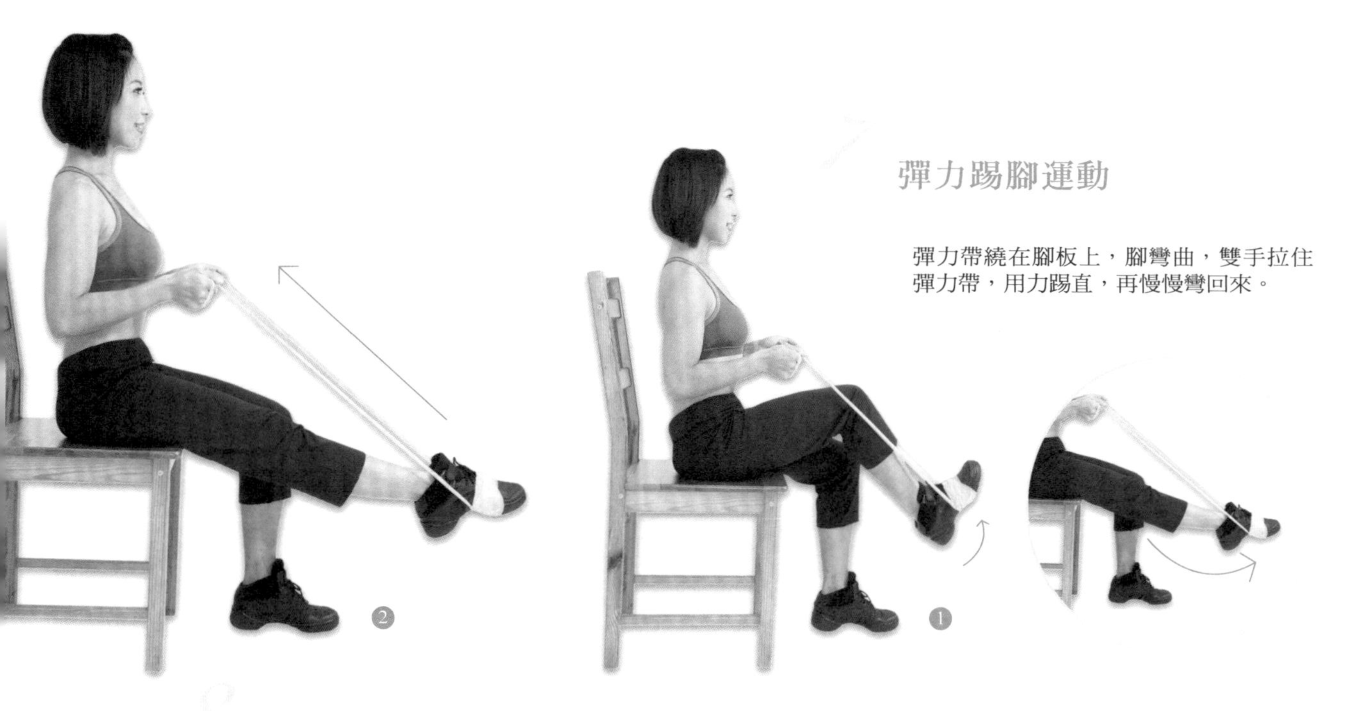

彈力踢腳運動

彈力帶繞在腳板上，腳彎曲，雙手拉住彈力帶，用力踢直，再慢慢彎回來。

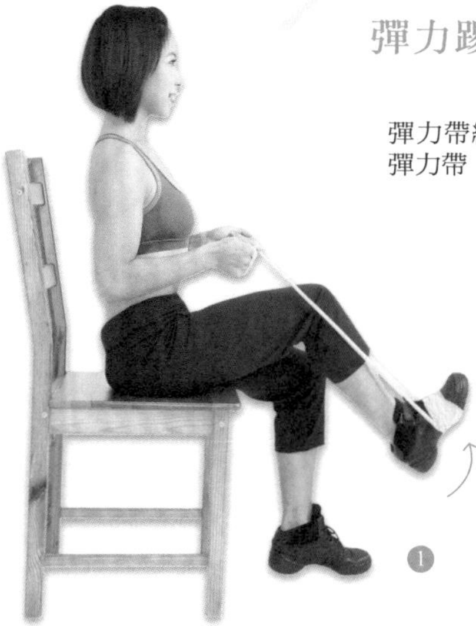

2

1

彈力前踢 / 後踢 / 側踢

用彈力帶綁一個圈，腳張開與肩同寬，手扶椅背或欄杆協助平衡，做腿側踢、向後、向前動作，腳尖可以輕輕點地，注意膝蓋伸直，屁股穩住不動，微收小腹。

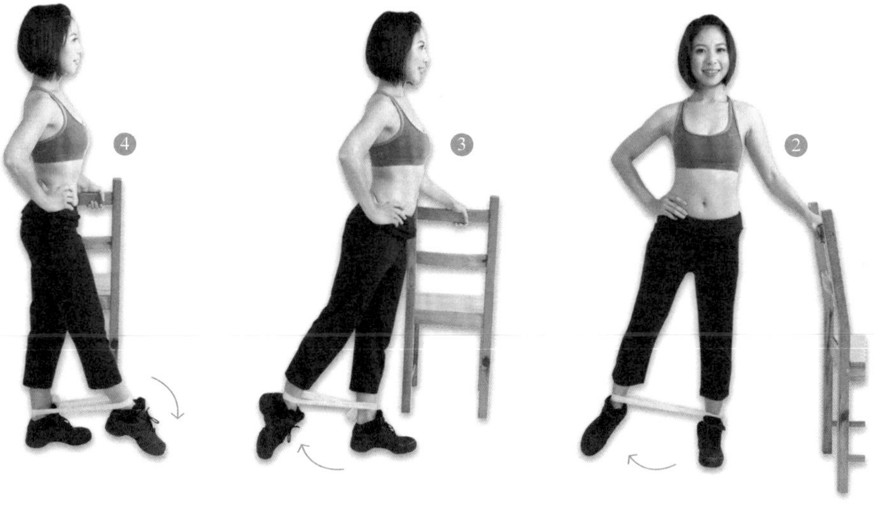

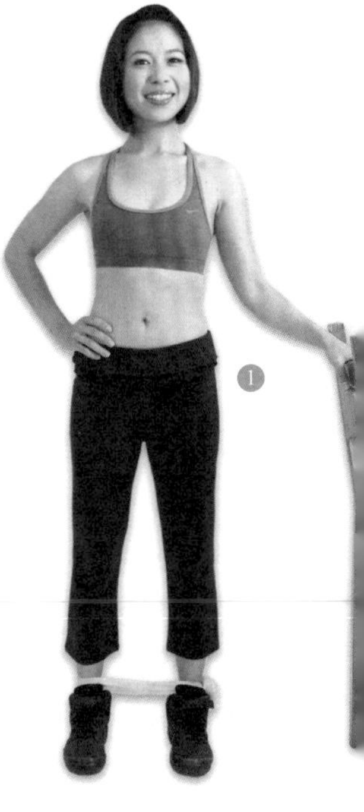

4

3

2

1

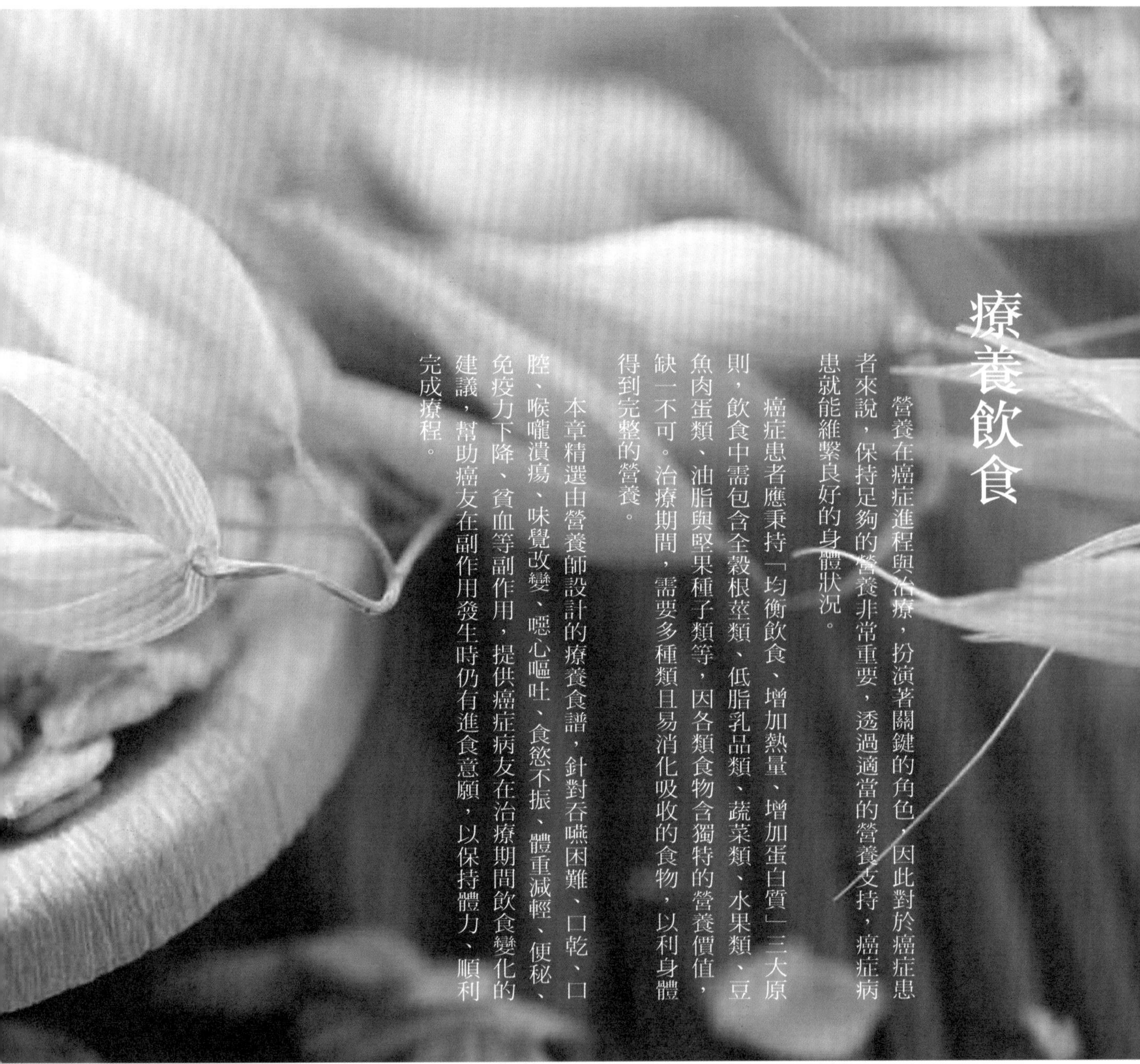

療養飲食

營養在癌症進程與治療，扮演著關鍵的角色，因此對於癌症患者來說，保持足夠的營養非常重要，透過適當的營養支持，癌症病患就能維繫良好的身體狀況。

癌症患者應秉持「均衡飲食、增加熱量、增加蛋白質」三大原則，飲食中需包含全穀根莖類、低脂乳品類、蔬菜類、水果類、豆魚肉蛋類、油脂與堅果種子類等，因各類食物含獨特的營養價值，缺一不可。治療期間，需要多種類且易消化吸收的食物，以利身體得到完整的營養。

本章精選由營養師設計的療養食譜，針對吞嚥困難、口乾、口腔、喉嚨潰瘍、味覺改變、噁心嘔吐、食慾不振、體重減輕、便秘、免疫力下降、貧血等副作用，提供癌症病友在治療期間飲食變化的建議，幫助癌友在副作用發生時仍有進食意願，以保持體力、順利完成療程。

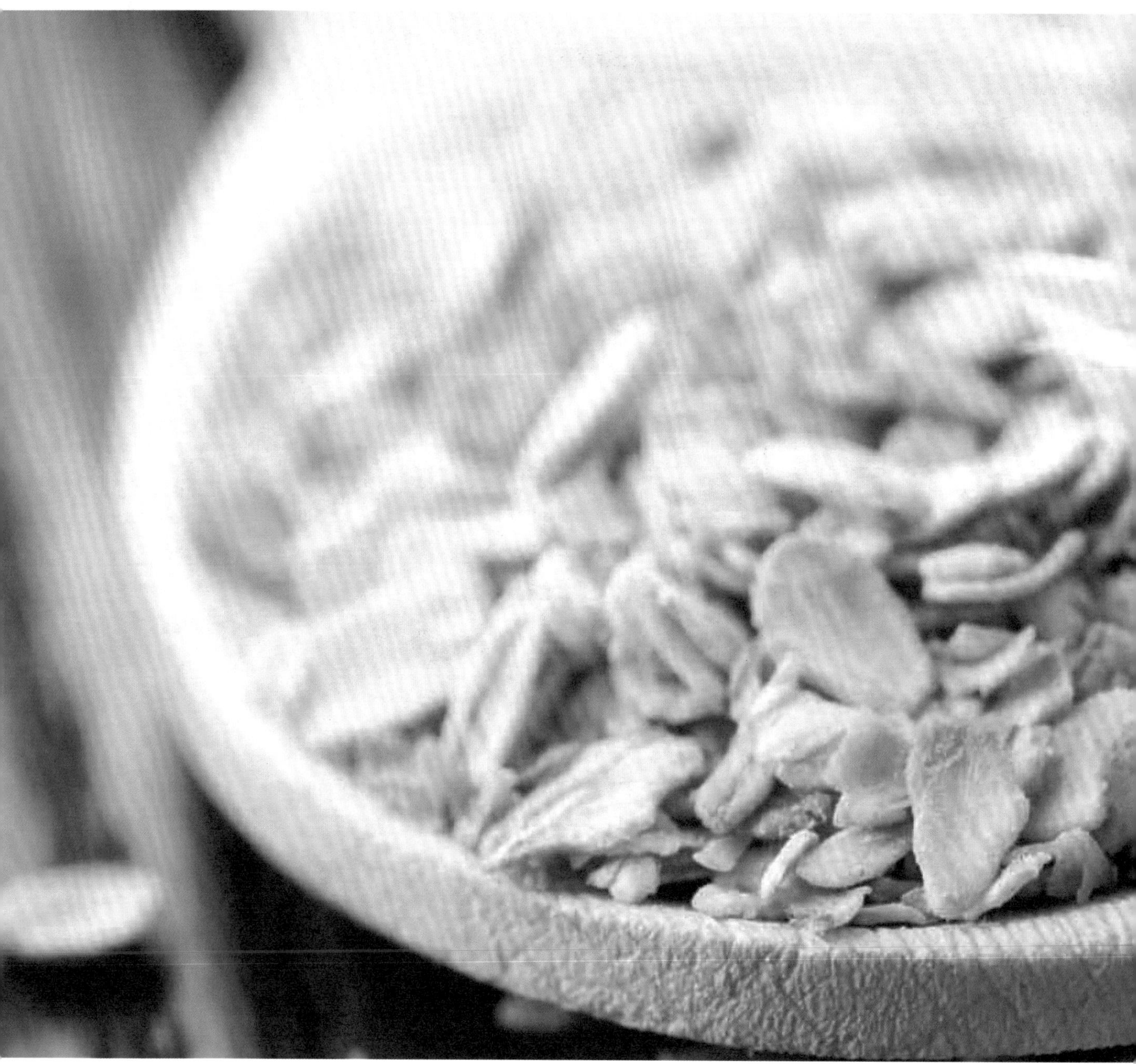

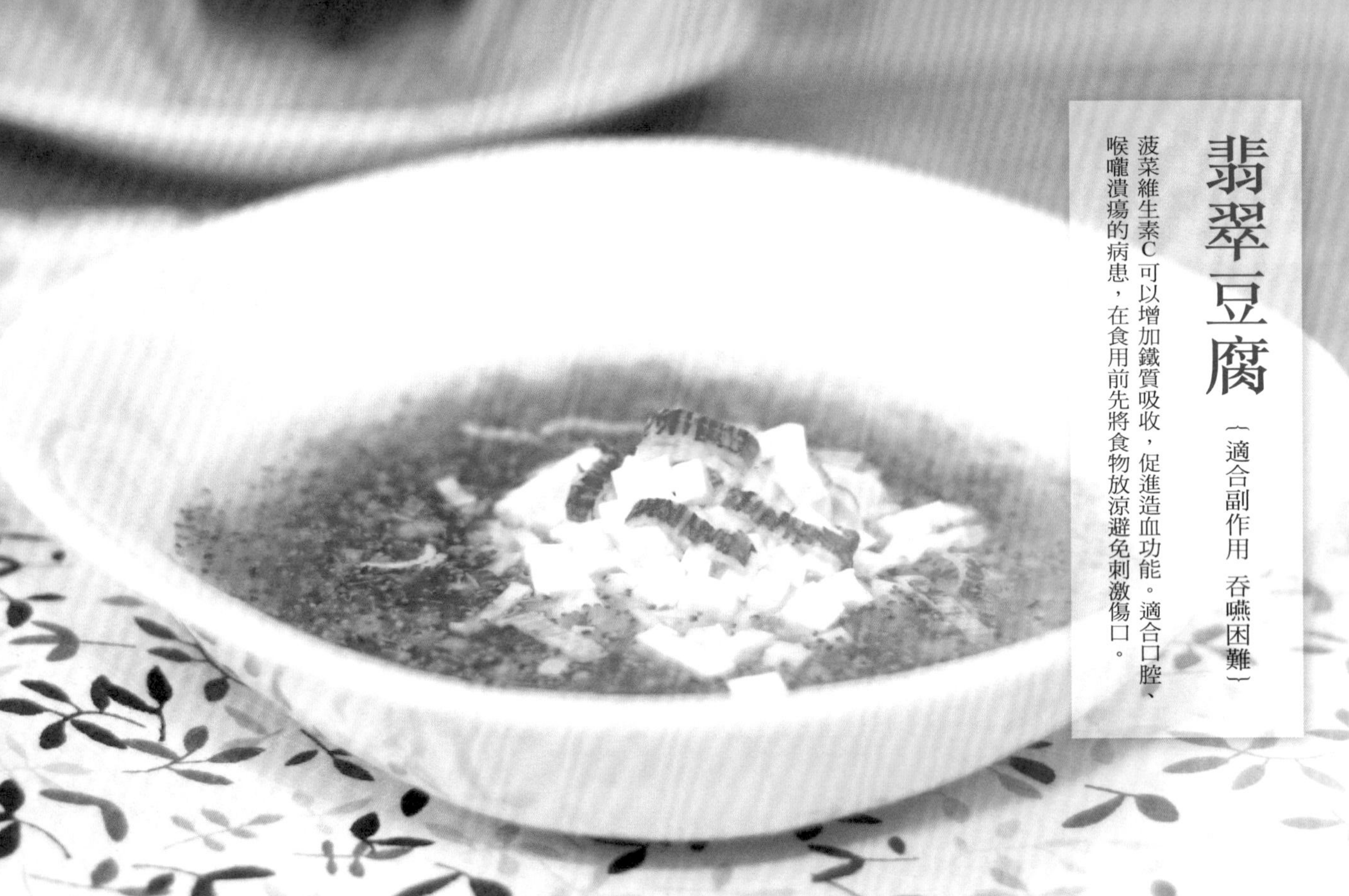

翡翠豆腐

〔適合副作用 吞嚥困難〕

菠菜維生素C可以增加鐵質吸收，促進造血功能。適合口腔、喉嚨潰瘍的病患，在食用前先將食物放涼避免刺激傷口。

營養分析（1 人份量）

熱量 217.5 Kcal、醣類 17g、蛋白質 8g、脂肪 12.5g

材料（1 人份）

嫩豆腐半盒、菠菜 100g、海帶粉、鹽適量、植物油 1.5 茶匙、太白粉少許

設備

調理機

作法

1、菠菜汆燙、泡冰水後瀝乾，再用調理機加少許水打成汁。
2、將湯鍋加入菠菜汁和水煮成菠菜湯並調味，起鍋前以太白粉水勾芡。
3、嫩豆腐盛盤淋上菠菜羹即完成。

營養分析（1 人份量）

熱量 142.5 Kcal、醣類 12g、蛋白質 2g、脂肪 7.5g

材料（1 人份）

大番茄 2 顆、洋蔥末少許、胡蘿蔔半碗、太白粉適量、磨菇 1 碗、奶粉少許、植物油 3.5 茶匙

設備

調理機

作法

1、將磨菇及大番茄汆燙。待大番茄稍涼去外皮，切塊備用。
2、將胡蘿蔔切小塊以熱油炒軟備用。
3、將作法 1、2 放進調理機加水 500cc 打勻。
4、熱鍋將洋蔥末爆香，加入作法 3 煮滾後，加入太白粉水勾芡並調味即可完成。

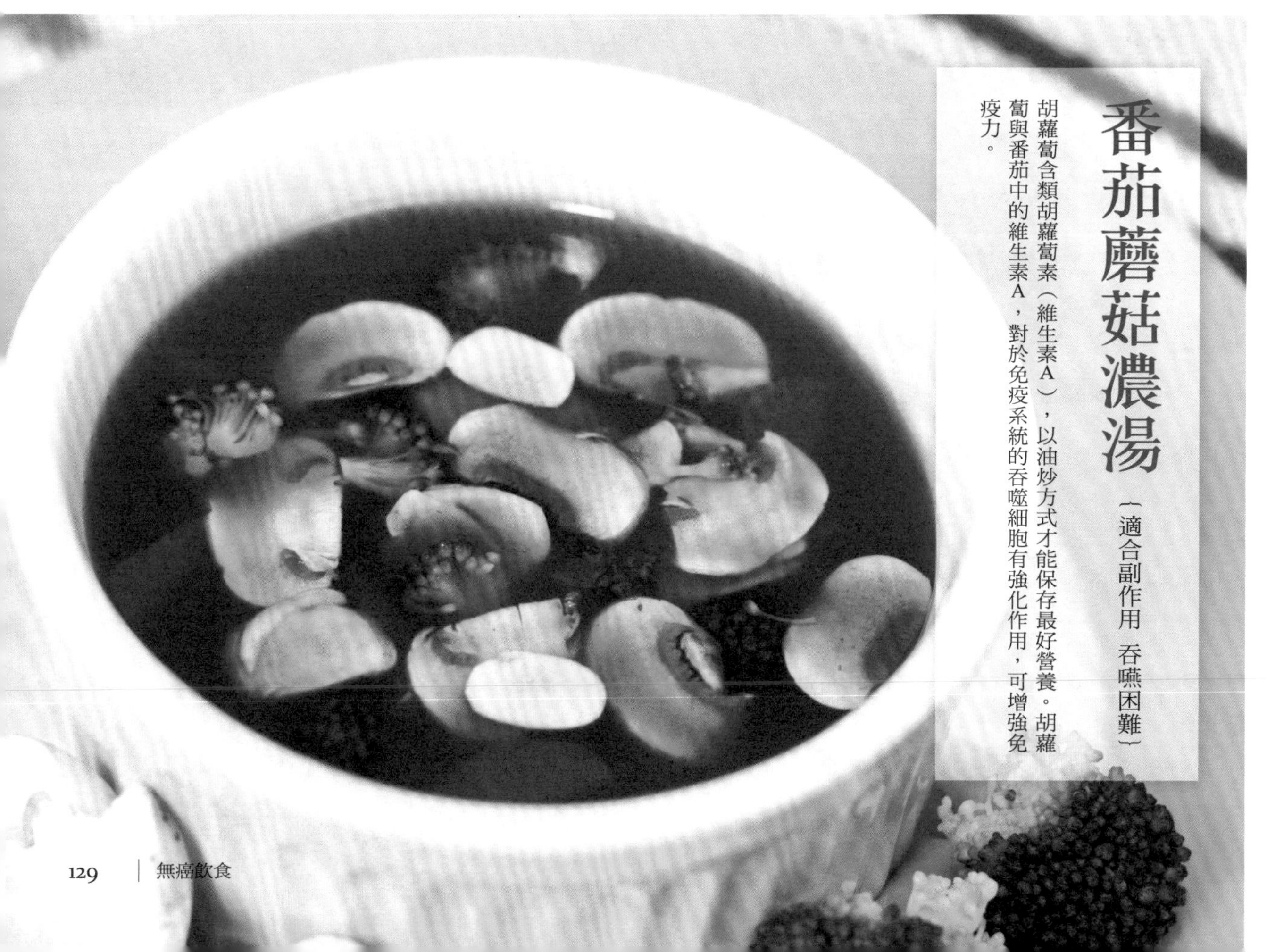

番茄蘑菇濃湯

〔適合副作用 吞嚥困難〕

胡蘿蔔含類胡蘿蔔素（維生素A），以油炒方式才能保存最好營養。胡蘿蔔與番茄中的維生素A，對於免疫系統的吞噬細胞有強化作用，可增強免疫力。

營養分析（1 人份量）

熱量 110Kcal、醣類 27.5g、蛋白質微量、脂肪微量

材料（1 人份）

白木耳 20g、木瓜丁半碗、紅棗肉、冰糖適量

作法

1、將紅棗肉洗淨去籽備用。
2、將白木耳泡水，泡軟去雜質剪碎備用。
3、作法 1、2 加水 200cc 小火煮軟，加入適量冰糖調味，起鍋盛碗放涼冰冰箱。
4、食用之前加入切好的木瓜丁即可。

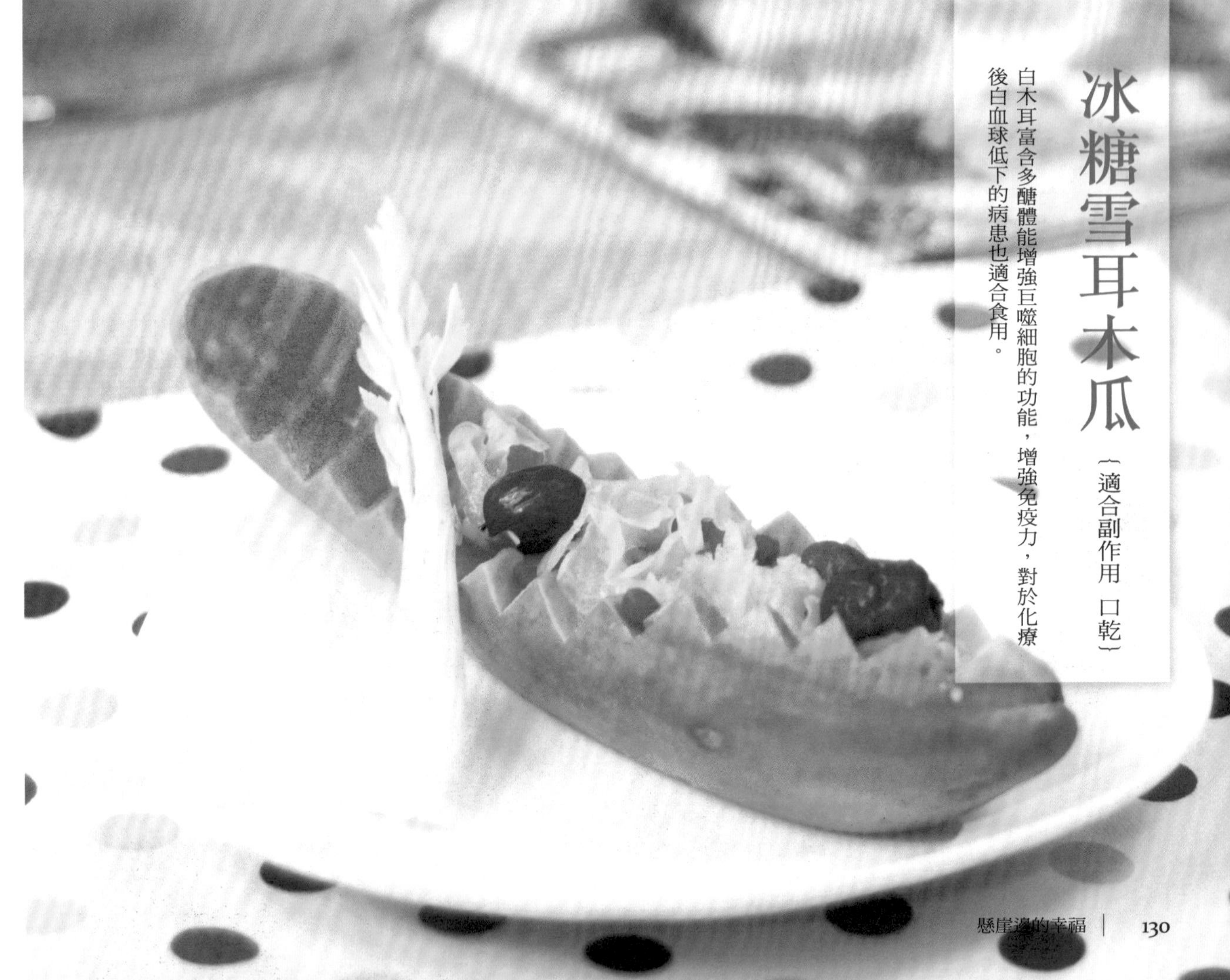

冰糖雪耳木瓜

〔適合副作用 口乾〕

白木耳富含多醣體能增強巨噬細胞的功能，增強免疫力，對於化療後白血球低下的病患也適合食用。

堅果南瓜濃湯

〔適合副作用　體重下降〕

腰果屬於油脂類，可以提供熱量；除此之外腰果富含亞麻油酸，有助於預防心血管疾病。南瓜富含胡蘿蔔素、葉綠素及葉黃素，具有抗氧化能力與抗癌功效。

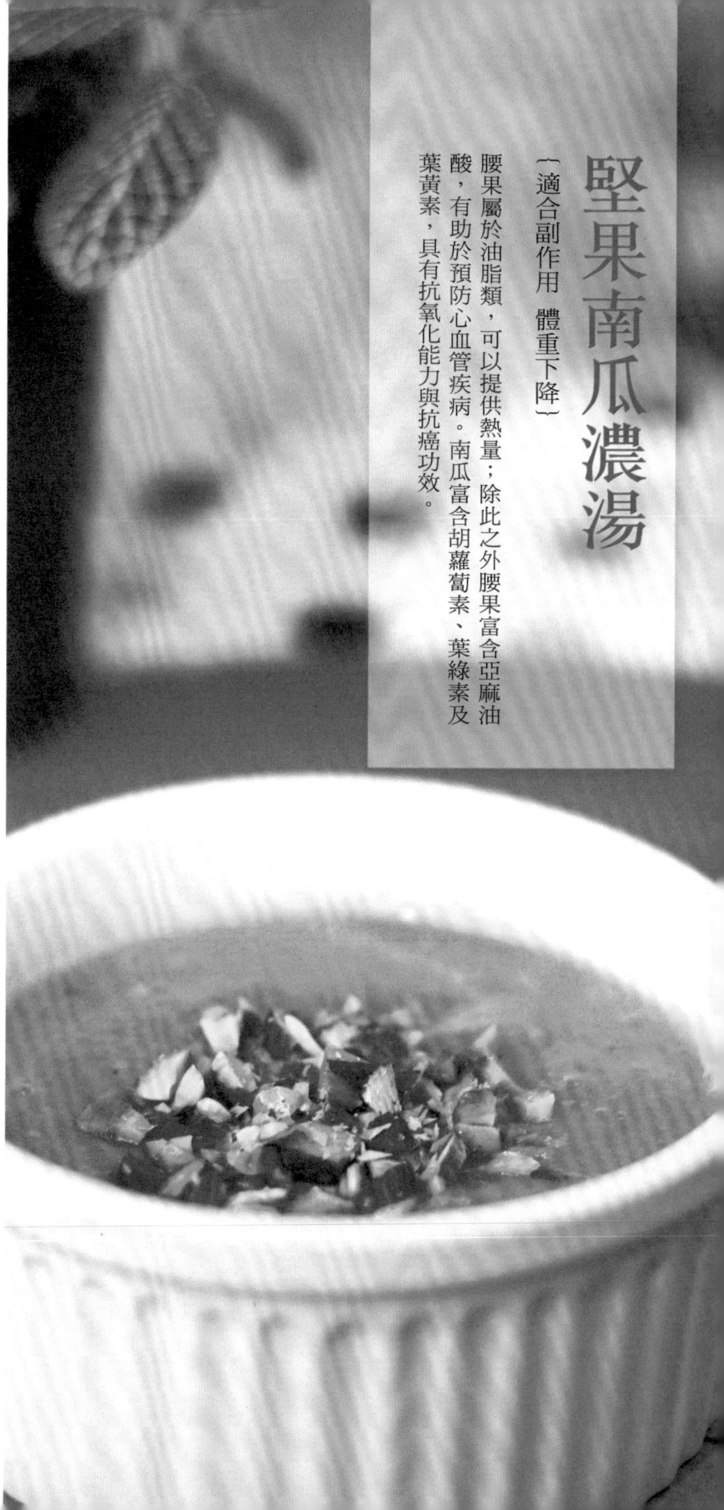

營養分析（1 人份量）

熱量 166.3Kcal、醣類 19.5g、蛋白質 9.0g、脂肪 5.3g

材料（1 人份）

南瓜 140g（約 1/6 顆）、腰果 1 湯匙、低脂牛奶 500cc

設備

調理機

作法

1、南瓜連皮帶籽切塊，放入電鍋蒸熟。
2、將蒸熟的南瓜與牛奶、腰果放到調理機中打勻，隨後再加熱煮滾。
3、加入鹽、胡椒粒調味後即可起鍋。

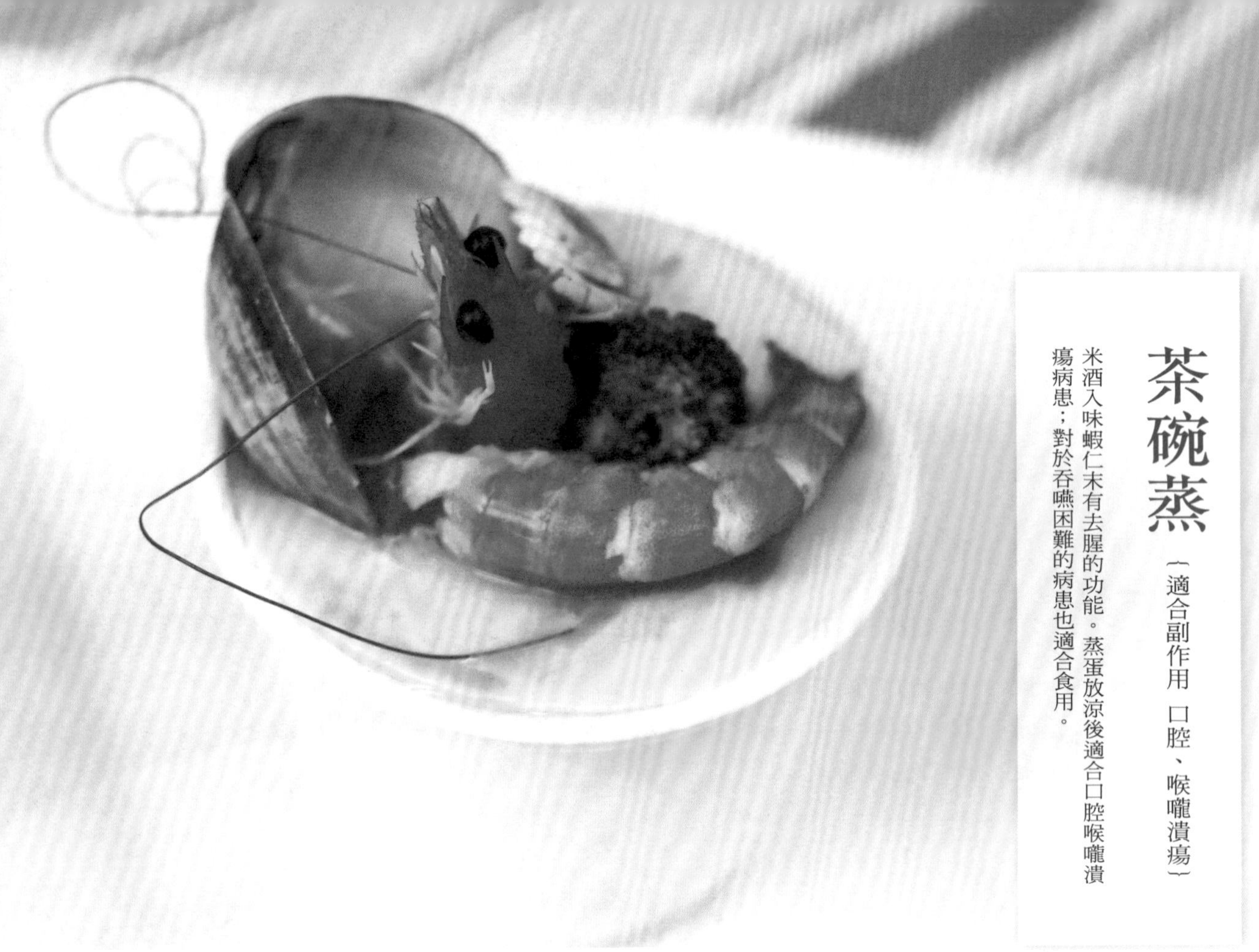

茶碗蒸

〔適合副作用　口腔、喉嚨潰瘍〕

米酒入味蝦仁末有去腥的功能。蒸蛋放涼後適合口腔喉嚨潰瘍病患；對於吞嚥困難的病患也適合食用。

營養分析（1 人份量）

熱量 137.5Kcal、醣類 2.5g、蛋白質 11 g、脂肪 9 g

材料（1 人份）

蛋 2 顆、植物油 1 茶匙、香菇末、蝦仁末、高湯 300cc

作法

1、蛋打散加入 1 茶匙植物油、倒入高湯拌勻，加入少許鰹魚粉及鹽調味。

2、將香菇用熱水泡軟切末備用；蝦仁燙過並切末，再用少許米酒調味蝦仁末備用。

3、將作法 1、2 盛到小碗中放入蒸籠，用大火蒸 5 分鐘，再轉小火蒸 5 分鐘即可。

水果燉牛肉

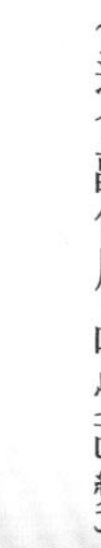
〔適合副作用　味覺改變〕

癌症病人易因治療過程改變味覺，因此對肉類的接受度會降低。建議可先以果汁醃肉品，烹調時再加入具酸甜味的水果丁燉煮，提高病患食用肉品的興趣。

營養分析（1 人份量）

熱量 240Kcal、醣類 15g、蛋白質 10.5 g、脂肪 15 g

材料（1 人份）

牛肉 110g、香吉士果汁、鳳梨切丁半碗、番茄 1 顆、洋蔥少許、調味料少許、植物油 3 茶匙

作法

1、番茄用熱水汆燙，去皮切丁備用。
2、牛肉切丁，用香吉士果汁醃漬約 15~20 分鐘。
3、熱鍋煎醃過的牛肉丁。
4、加入水至鍋中，蓋過食材至八分滿，加進番茄丁與鳳梨丁。
5、煮滾後轉小火燜煮至柔軟、入味即可（小火燜煮時間約需 1 小時）。

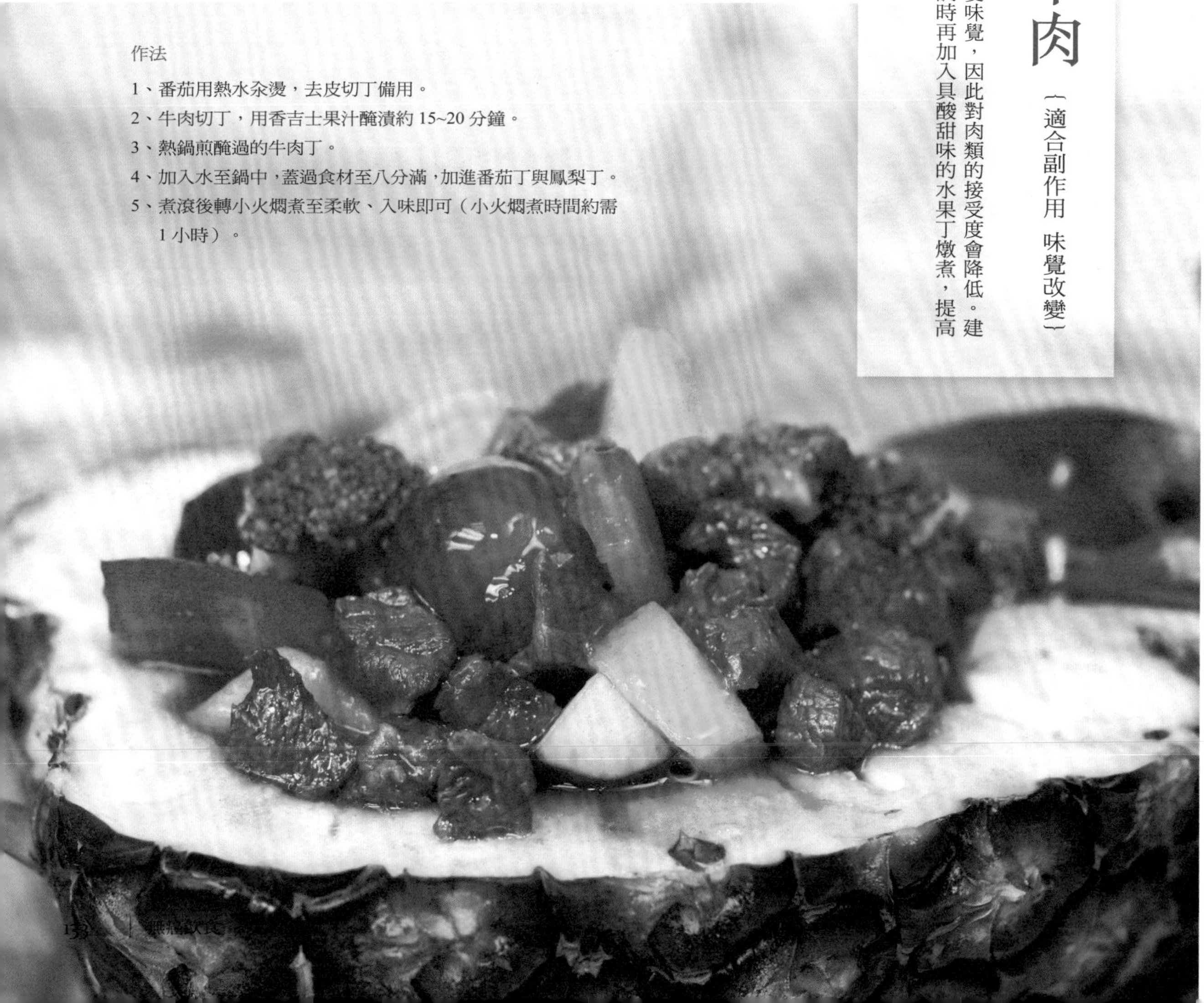

海鮮豆漿麵

〔適合副作用　味覺改變、食慾不振〕

蛤蠣含有豐富的鋅，有助於病患改善味覺、傷口癒合及增加免疫力。以清豆漿取代豚骨湯，在食用的同時也補充高蛋白營養。

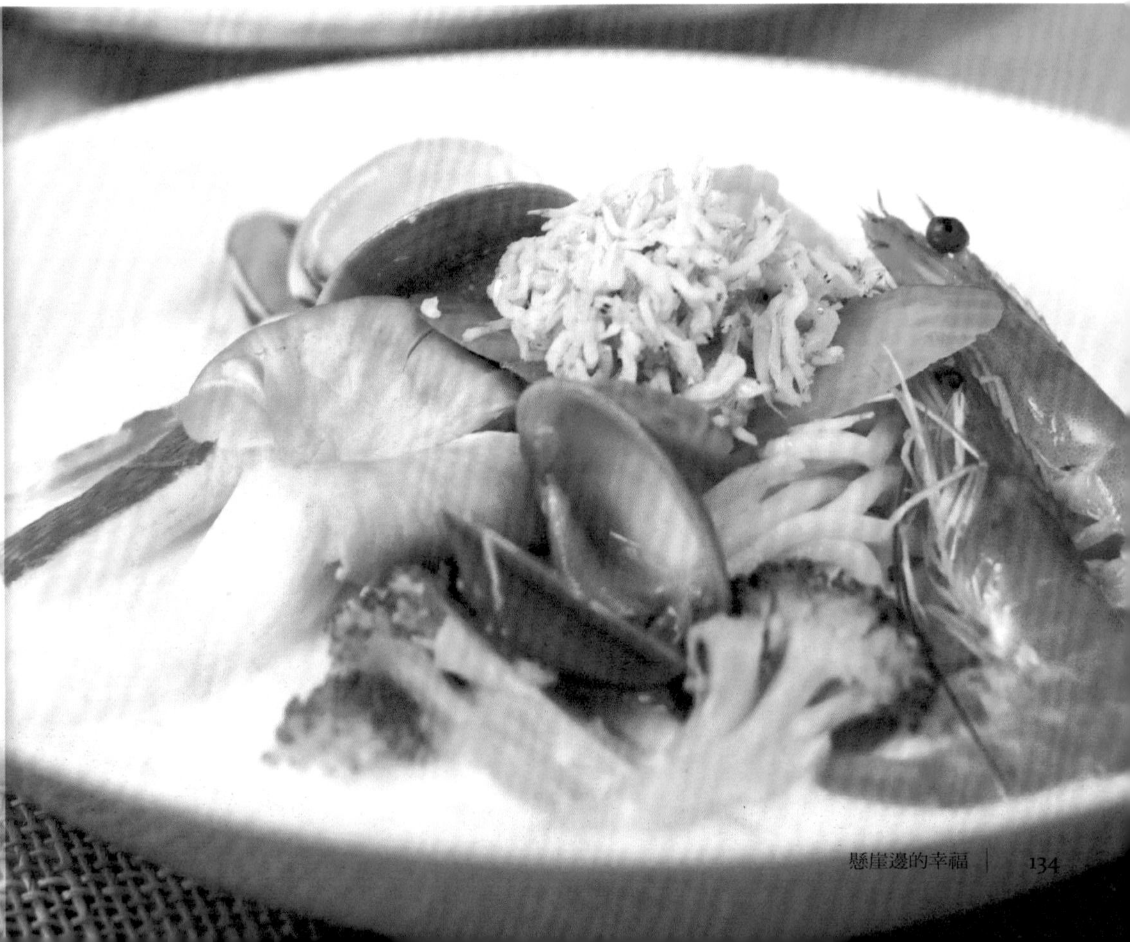

營養分析（1 人份量）

熱量 377.3Kcal、醣類 48.1g、蛋白質 18.4 g、脂肪 13.5 g

材料（1 人份）

拉麵 50g 、清豆漿（不含糖）、鯛魚片 35g、海苔片、蟹味棒 3 個、鹽、黑胡椒粒適量、蛤蠣 6 個、鰹魚粉適量、植物油 3 茶匙、大蒜切片少許、青花椰菜 25g

作法

1、蟹味棒先解凍，剝絲備用。
2.、汆燙青花椰菜起鍋放涼備用。
3、拉麵用滾水汆燙後取出放入冷水中備用。
4、熱鍋將大蒜片爆香，加入蟹味棒絲、蛤蠣、青花椰菜快速拌炒，加入適量鹽、黑胡椒粒、鰹魚粉調味。
5、清豆漿入鍋煮滾，加入作法 3、4 及鯛魚片，待鯛魚片燙熟後即可將所有食材盛入碗內，再加進海苔片即可。

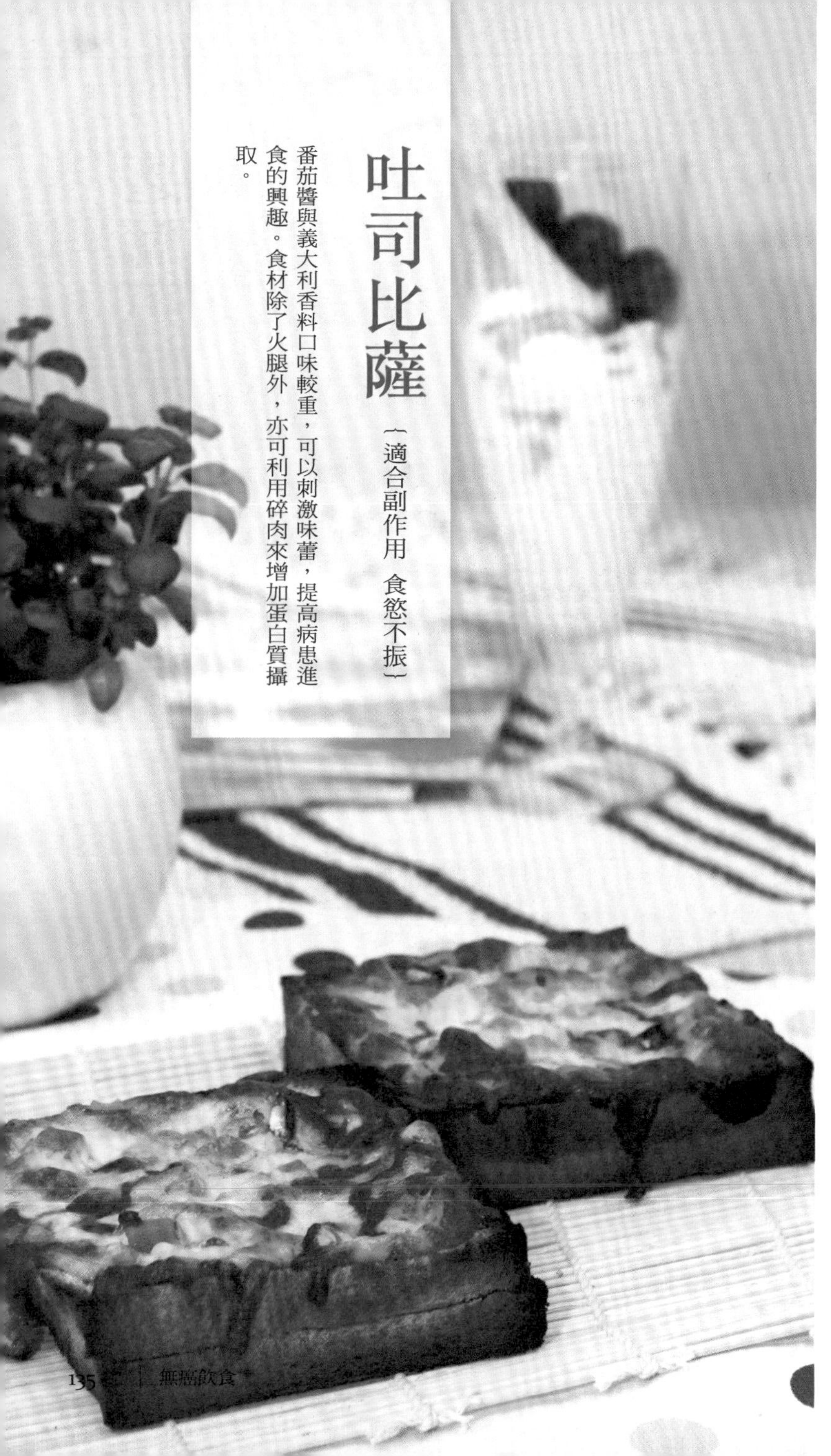

吐司比薩

〔適合副作用　食慾不振〕

番茄醬與義大利香料口味較重，可以刺激味蕾，提高病患進食的興趣。食材除了火腿外，亦可利用碎肉來增加蛋白質攝取。

營養分析（1 人份量）

熱量 305.3Kcal、醣類 57.9g、蛋白質 12.3g、脂肪 1.9 g

材料（1 人份）

洋蔥半顆、紅蘿蔔半根、玉米粒、青豆仁各 50g、火腿 50g、乳酪絲 80g、吐司 1 條、番茄醬、義大利香料適量

作法

1、吐司一片抹上番茄醬、灑上適量義大利香料。
2、紅蘿蔔、火腿切小丁與玉米粒、青豆仁拌勻，灑在吐司上。
3、灑上乳酪絲。
4、送入烤箱以 200℃烤 5 分鐘，待乳酪融化即可。

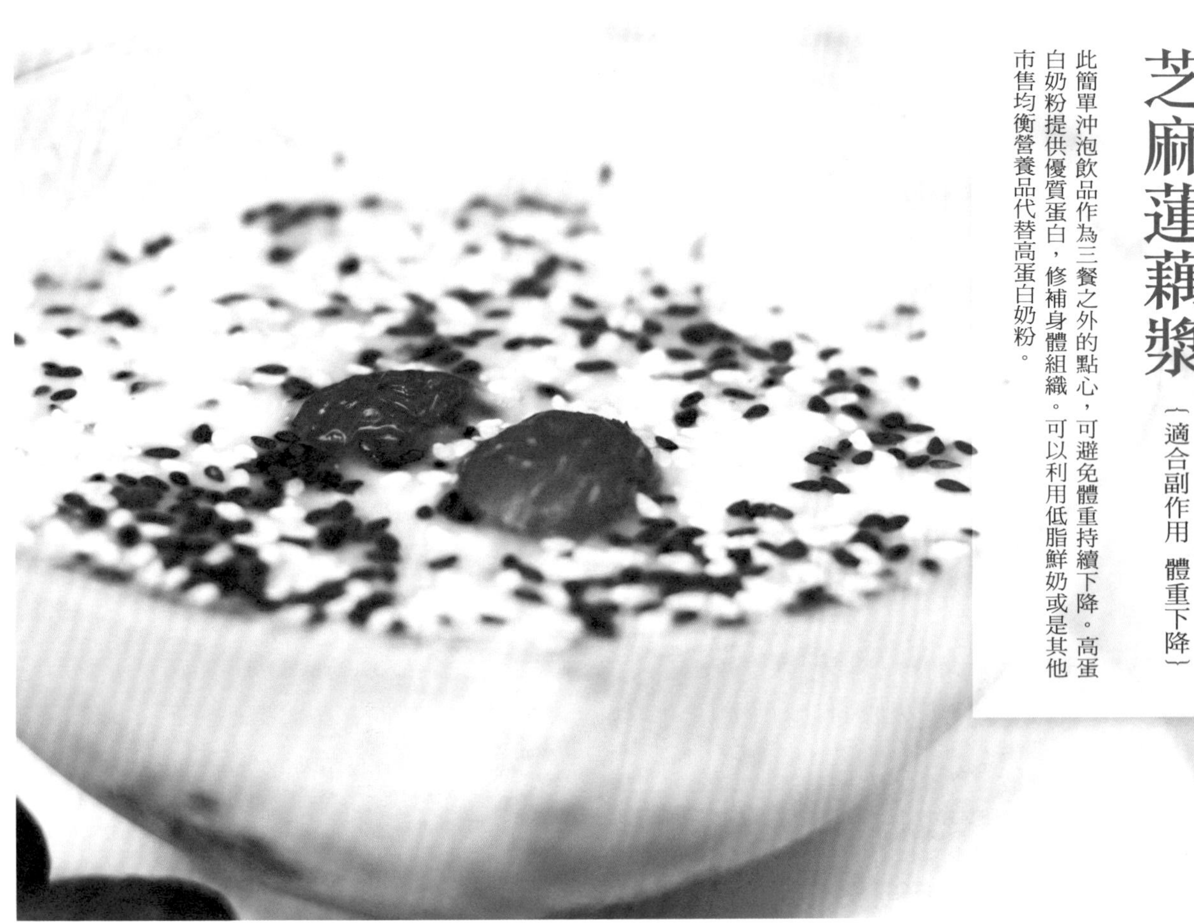

芝麻蓮藕漿

〔適合副作用　體重下降〕

此簡單沖泡飲品作為三餐之外的點心，可避免體重持續下降。高蛋白奶粉提供優質蛋白，修補身體組織。可以利用低脂鮮奶或是其他市售均衡營養品代替高蛋白奶粉。

營養分析（1 人份量）

熱量 179Kcal、醣類 22.6g、蛋白質 20.7g、脂肪 0.3g

材料（1 人份）

芝麻粉 10g、蓮藕粉 10g、燕麥片 20g、高蛋白奶粉 20g

作法

1、將蓮藕粉與芝麻粉以溫涼開水拌勻備用。

2、用熱水沖泡高蛋白奶粉，並加入燕麥片攪拌均勻。

3、將作法 1 加入作法 2 中攪拌均勻即可食用。

小魚絲瓜

〔適合副作用 口腔、喉嚨潰瘍〕

吻仔魚屬於含鈣量高的魚類，有助於補充鈣質。絲瓜屬於瓜類蔬菜，質地較軟，較容易吞嚥。另外亦可選擇莧菜取代絲瓜。

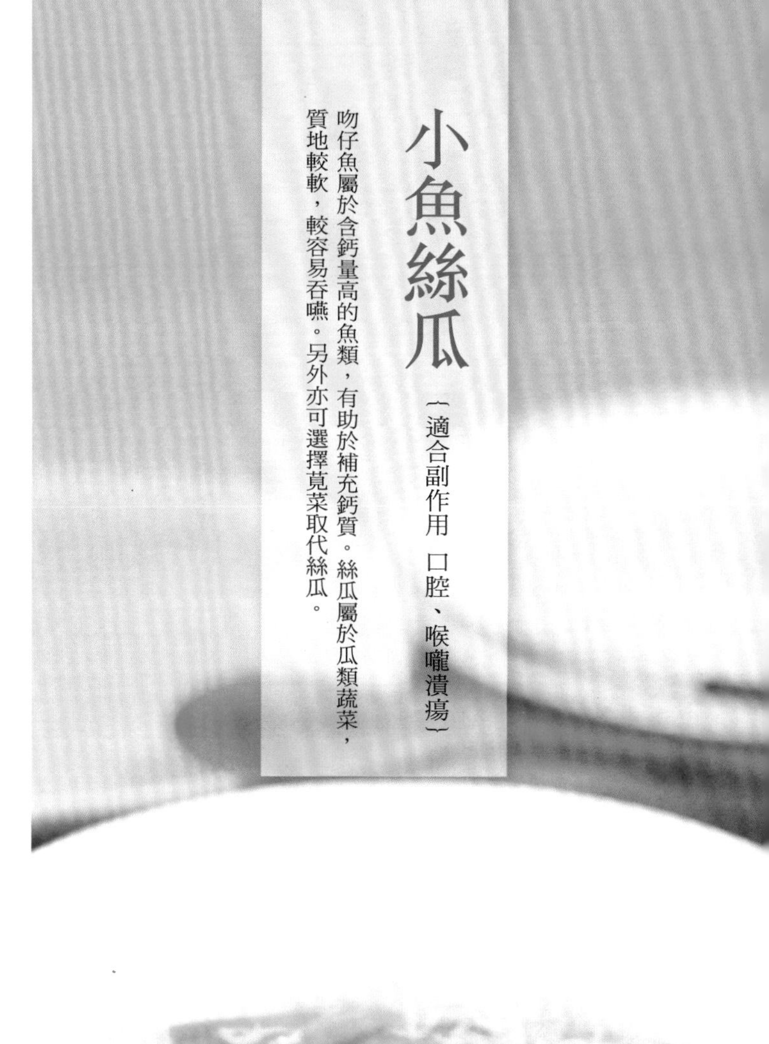

營養分析（1 人份量）

熱量 205Kcal、醣類 10g、蛋白質 12 g、脂肪 13 g

材料（1 人份）

吻仔魚 80g、絲瓜 1 碗、植物油 2 茶匙、薑絲少許、太白粉水少許

作法

1、絲瓜洗淨切塊備用。
2、熱鍋爆香薑絲，加入絲瓜拌炒。
3、快起鍋時再加入吻仔魚與絲瓜拌炒，適當調味後，加入少許太白粉水勾芡盛盤。

紅豆豆奶

〔適合副作用 體重下降〕

紅豆富含離胺酸（一種必需胺基酸），有助於鈣質吸收，促進膠原蛋白合成，有助於傷口修補。紅豆亦富含維生素B_1，可以幫助腸胃蠕動及促進代謝。

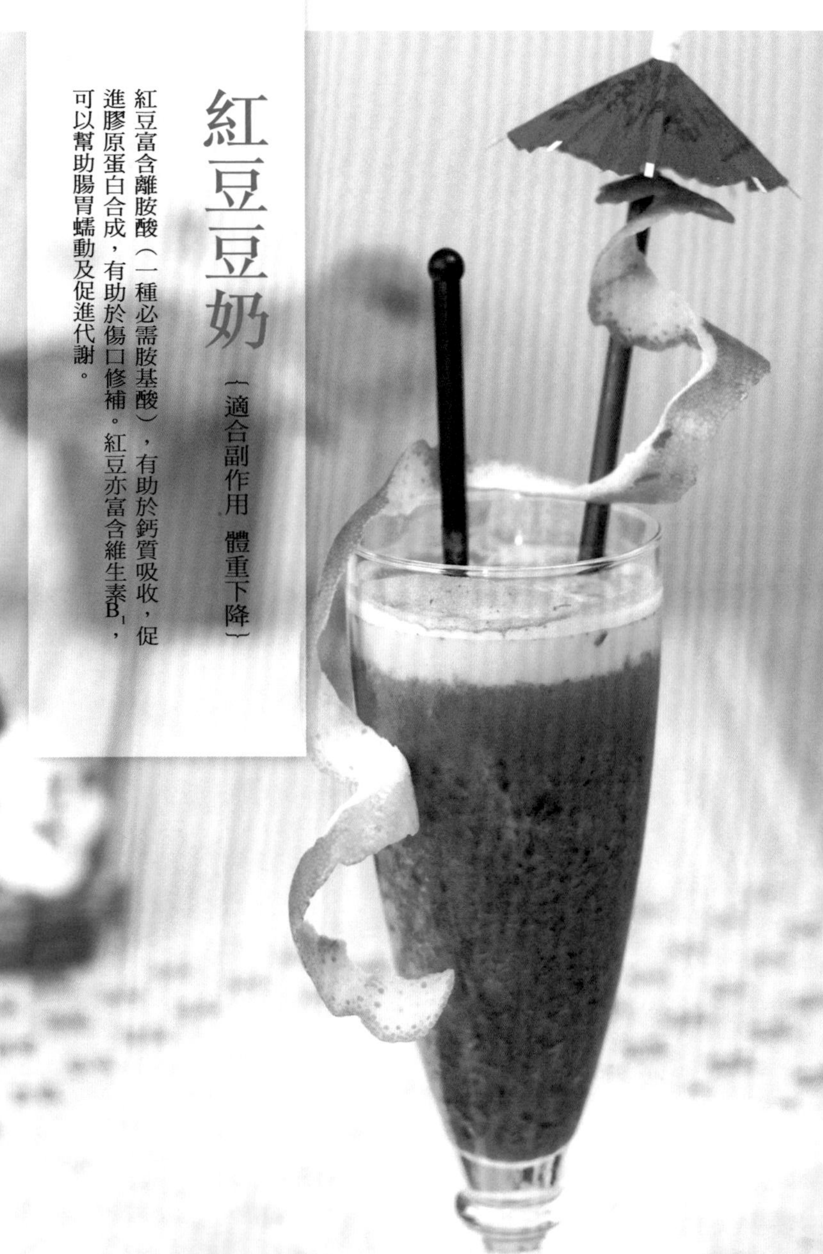

營養分析（1 人份量）

熱量 225.0Kcal、醣類 40.0g、蛋白質 9.0g、脂肪 3.0g

材料（1 人份）

紅豆 50g、水 450cc、豆漿 260cc、糖少許

設備

調理機

作法

1、紅豆洗淨，以200cc的熱水浸泡4~5小時。
2、作法 1 加 100cc 的水放入電鍋內鍋，外鍋加 100cc 的水後按下開關蒸煮。
3、開關跳起後，外鍋再加 50cc 的水再蒸煮一次。
4、將作法 3 與豆漿放入調理機，打勻後即可食用。

瘦肉雜糧粥

〔適合副作用 便祕、吞嚥困難、喉嚨潰瘍〕

玉米及小麥的膳食纖維可以促進蠕動，增加排便量。小麥胚芽中富含維生素E，可以中和自由基，具抗氧化作用。

營養分析（1 人份量）

熱量 274.8Kcal、醣類 34.7g、蛋白質 14.0g、脂肪 8.2g

材料（1 人份）

豬肉末 100g、玉米粒（玉米醬）40g、枸杞 10g、白米 50g、小麥胚芽 30g、鹽、胡椒鹽、米酒、香油少許

作法

1、白米、小麥胚芽倒入湯鍋內加水、開大火，水滾開後轉小火。一邊攪拌成濃稠狀，約需 15 分鐘。

2、加入豬肉末、玉米粒、枸杞、鹽、胡椒粉等材料，並熬煮至熟透，再淋上香油即可盛碗。

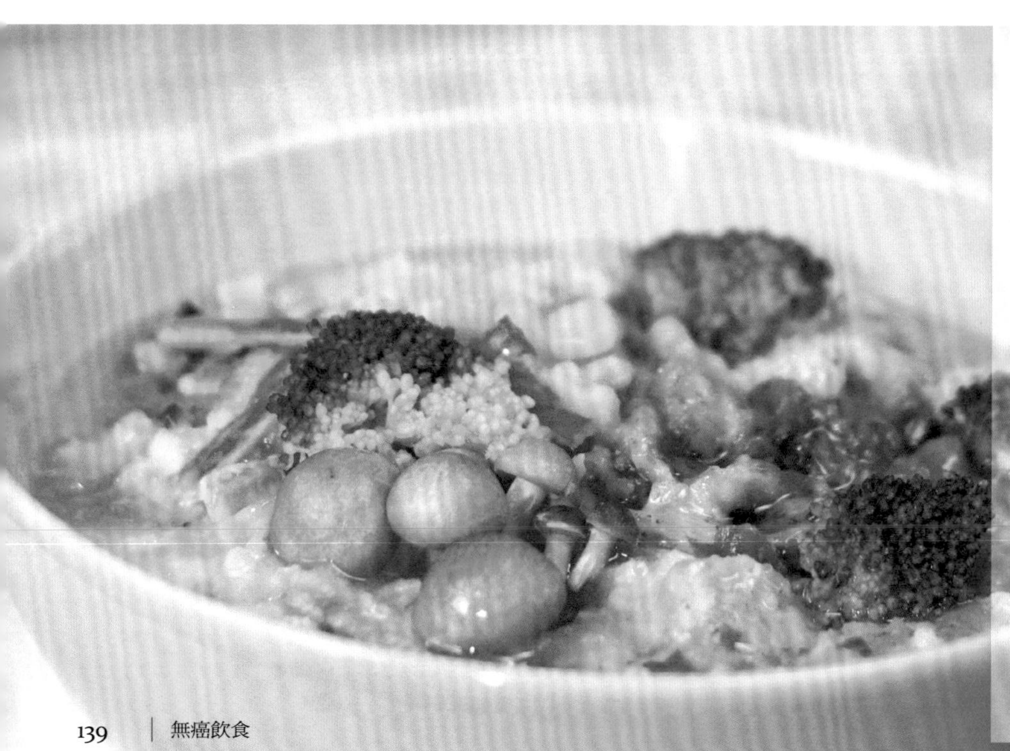

涼拌三纖

（適合副作用 便秘）

西洋芹與小黃瓜提供豐富纖維質，有助於加速排除體內宿便。果寡糖的化學結構不被人體酵素消化，因此可以提供腸內的益生菌養份，幫助腸道健康。

營養分析（1人份量）

熱量117.5Kcal、醣類10.0g、蛋白質2.0g、脂肪7.5g

材料（1人份）

白木耳、紅蘿蔔、小黃瓜、西洋芹、適量香油、鹽、果寡糖、醬油、烏醋少許

作法

1、白木耳泡軟備用。
2、將紅蘿蔔、小黃瓜、西洋芹洗淨切絲備用。
3、將作法1、2的食材汆燙後放涼，再加入適量香油、鹽、醬油、烏醋、果寡糖等調味料調勻，拌勻後放冰箱，冰鎮後即可食用。

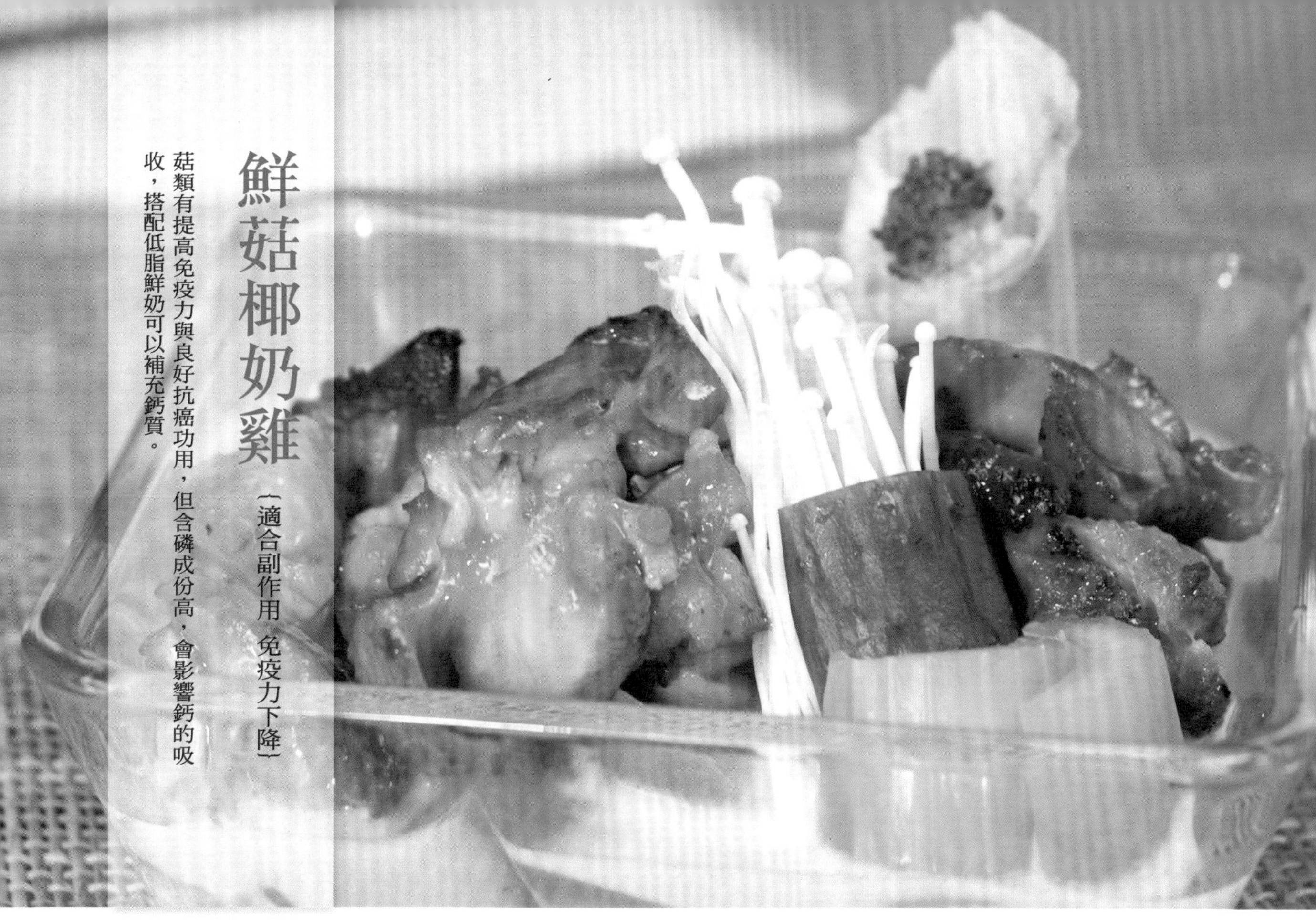

鮮菇椰奶雞

〔適合副作用 免疫力下降〕

菇類有提高免疫力與良好抗癌功用，但含磷成份高，會影響鈣的吸收，搭配低脂鮮奶可以補充鈣質。

營養分析（1 人份量）

熱量 264.0Kcal、醣類 13.5g、蛋白質 17.6g、脂肪 15.0g

材料（1 人份）

棒棒腿 2 隻、鴻喜菇 1 碗、鮮香菇 5 朵、金針菇 1 包、低脂牛奶 250cc、椰奶 100cc、適量調味料

作法

1、雞腿切小塊，放入滾水汆燙，再移至煎鍋中，用小火煎熟。
2、將金針菇切除根部、香菇去蒂、鴻喜菇洗淨。
3、將作法 1、2 及 4 杯水放入鍋內、加入 4 杯水，外鍋到入 1 杯水，按下開關煮至跳起；再放入牛奶、椰奶拌勻，外鍋加半杯水，再按下開關。
4、等開關跳起，加鹽、雞粉調味即可。

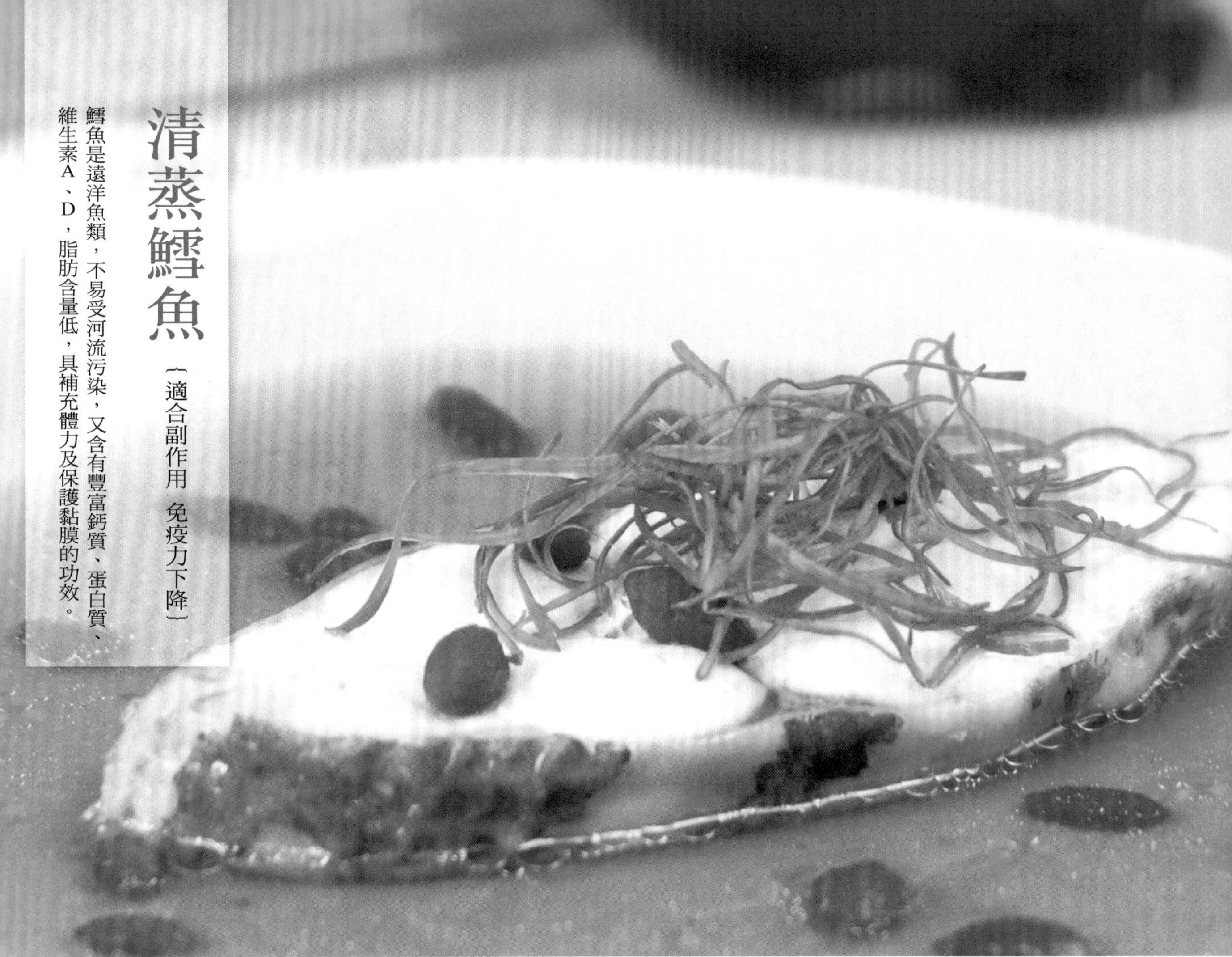

清蒸鱈魚

〔適合副作用 免疫力下降〕

鱈魚是遠洋魚類，不易受河流污染，又含有豐富鈣質、蛋白質、維生素A、D，脂肪含量低，具補充體力及保護黏膜的功效。

營養分析（1 人份量）

熱量 150.0Kcal、醣類＋、蛋白質 14.0g、脂肪 10.0g （＋代表微量之意）

材料（1 人份）

扁鱈 110g、枸杞、米酒、香油、醬油、烏醋少許

作法

1、取適量香油、醬油、烏醋及米酒製成調味料，用薑絲沾取調味料塗滿扁鱈兩側；醃製約 15 分鐘。
2、將作法 1 放入內鍋，外鍋加 1 杯水，按下開關煮至跳起即可。

鮮菇蝦肉豆腐羹

〔適合副作用 免疫力下降〕

鴻喜菇含豐富的多醣體、硒與葉酸，具獨特蟹香味，又稱「靈芝菇」，有助於提升免疫力。

營養分析（1 人份量）

熱量 170Kcal、醣類 8.5g、蛋白質 7.5g、脂肪 11.5g

材料（1 人份）

鴻喜菇、秀珍菇半碗、金針菇、枸杞少許、青豆 1 湯匙、鮮蝦 6 隻、雞蛋豆腐半盒、植物油 3 茶匙、海帶粉、鹽、薑末、太白粉適量

設備

調理機

作法

1、將鴻喜菇、秀珍姑洗淨切成段狀，金針菇與青豆氽燙後瀝乾備用。
2、將鮮蝦氽燙後剝殼備用。
3、將作法 1、2 放到調理機加開水打勻。
4、熱鍋爆香薑末，加入材料 3 與枸杞拌炒，加入適量海帶粉、鹽調味。
5、加入適量太白粉水勾芡，起鍋前加入雞蛋豆腐，熄火拌炒後加入少許金針菇即可盛盤。

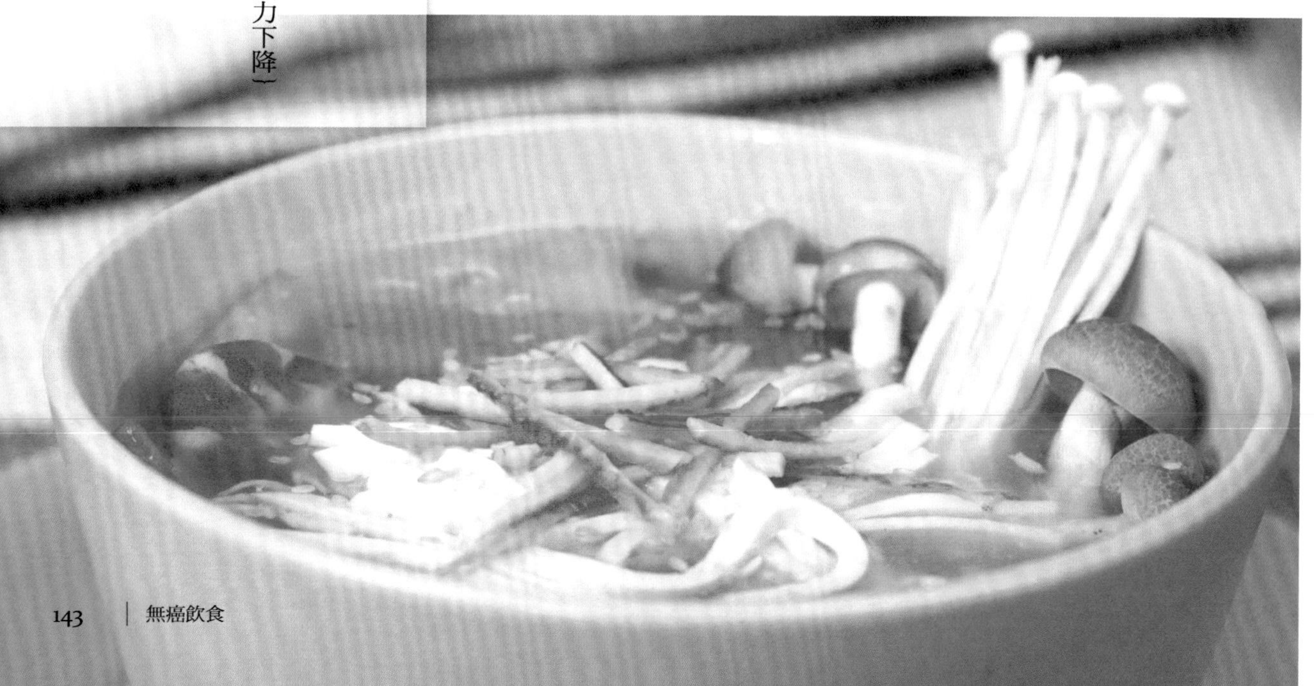

番茄白菜燉牛腩

（適合副作用 貧血）

牛腩富含鐵質，具有補鐵效果，加上蛋白質含量豐富，可補充體力。洋蔥含有硫化烯丙基，可幫助消化，促進新陳代謝；亦富含維生素B_1，能有效恢復疲勞、改善食慾不振。

營養分析（1 人份量）

熱量 200.0Kcal、醣類 10.0g、蛋白質 8.8g、脂肪 14.8g

材料（1 人份）

牛腩 100g 、薑少許、大番茄 1 顆、 八角 1 個、大白菜 100g 、鴻喜菇少許、胡蘿蔔 1/2 根 、醬油、米酒適量、洋蔥 1 顆 、冰糖 10g

作法

1、牛腩切塊狀放到滾水汆燙，撈起後用大量清水沖去血水髒污。
2、大番茄洗淨切成 4 塊；胡蘿蔔去皮洗淨切成塊狀；大白菜洗淨切成段狀備用；鴻喜菇汆燙備用。
3、洋蔥剝去外皮，切成小塊狀；薑洗淨切片。
4、把牛腩放入鍋內，再加入作法 2、3 （除了胡蘿蔔以外）、調味料含半碗水，蓋上鍋蓋以中小火煮至牛肉 5 分熟，續加進 1 碗半的水，再放入鴻喜菇及胡蘿蔔塊，煮至胡蘿蔔熟透即可。

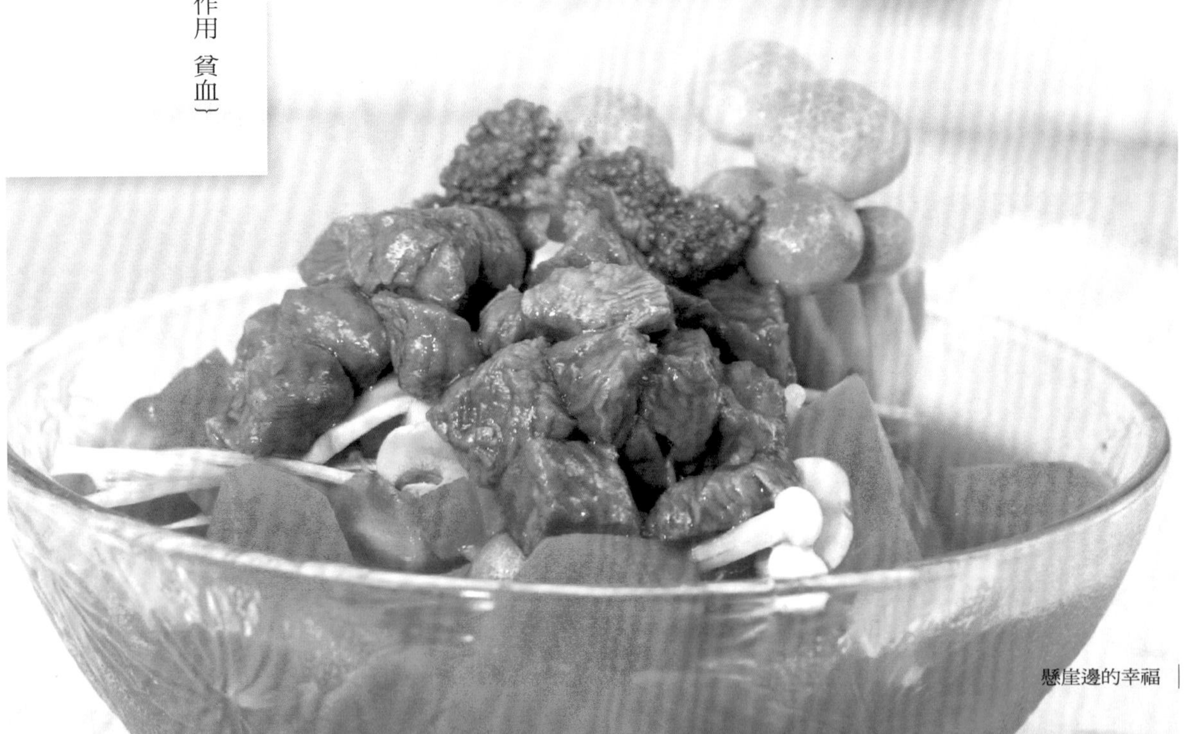

鮪魚白醬筆尖麵

（適合副作用　貧血、免疫力下降）

鮪魚含豐富的鐵與維他命B_{12}有助於預防及改善貧血。以白醬烹調方式增添食物風味，對於食慾不振的病患，可提高進食的興趣。

營養分析（1 人份量）

熱量 381.4Kcal、醣類 61.2g、蛋白質 16.4g、脂肪 7.2g

材料（1 人份）

筆尖麵 300 公克、三色豆 200 公克、奶油白醬 300g、鮪魚罐頭 2 罐、乳酪粉適量

作法

1、筆尖麵煮熟（水中加入少許鹽巴、少許橄欖油），過冷水降溫後放涼。
2、三色蔬菜用水煮熟後，取出並加鹽、胡椒調味。
3、炒菜鍋加入適量橄欖油炒香大蒜再加入白醬小火煮滾，將所有的材料攪拌均勻。
4、裝盤後灑上乳酪粉即可。

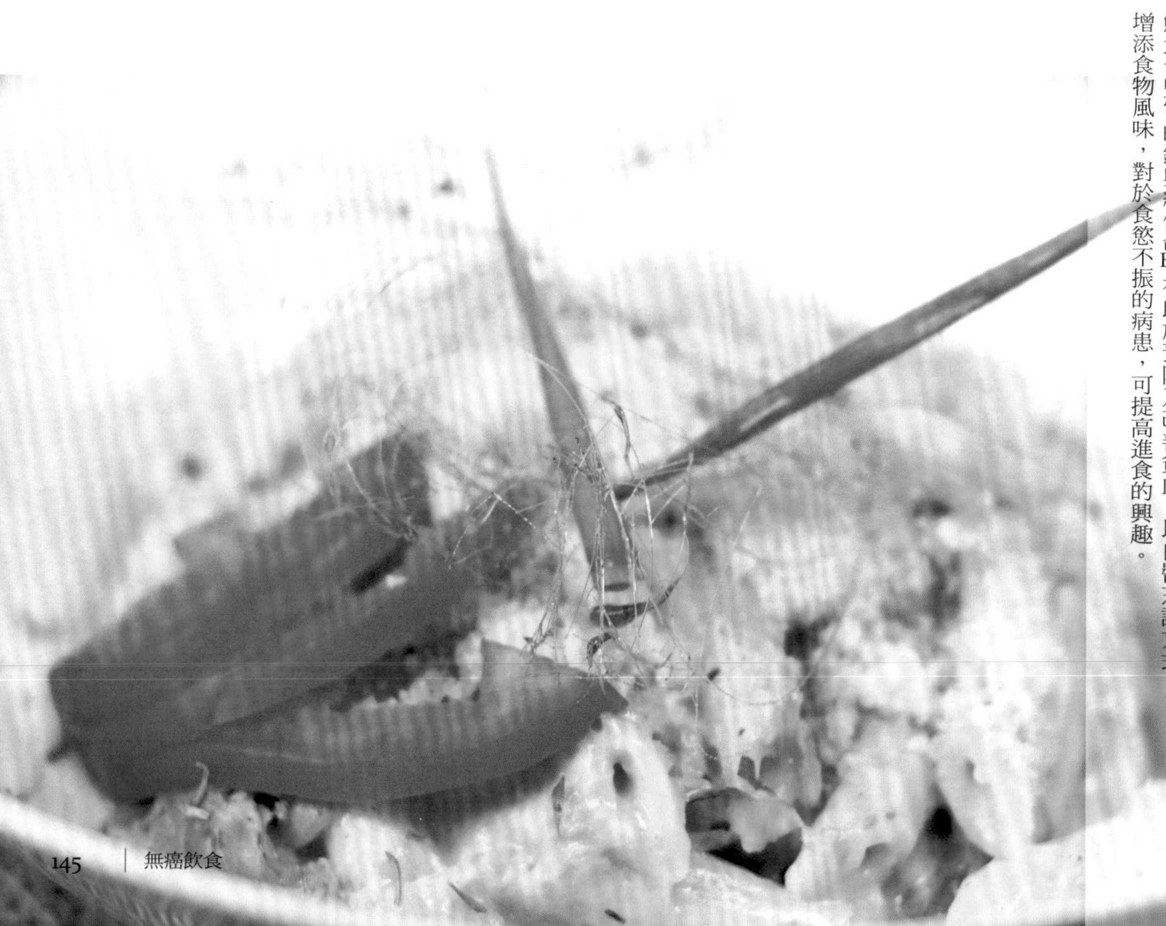

評委的祝福

彭汪嘉康——財團法人台灣癌症基金會副董事長

癌症如同一座迷宮，遇到每條分岔路口，只要沉靜面對、堅定信心、勇往直前，必定能朝向出口的道路上前進。相信自己，你就是一位勇敢的抗癌鬥士，加油！

彭汪嘉康

簡文仁——亞洲物理治療聯盟理事長

從健康到罹癌是一種過程，生活中相關的點點滴滴都參與了作用，從罹癌回到健康，透過點點滴滴的努力，已經證實可以轉化這些作用，逆轉這種過程。

簡文仁

蔣曉文——臺北市立關渡醫院護理部長照科科主任

沉思許久，難以成書，僅能以「感謝」為軸，感謝抗癌鬥士們一筆一句將自己的歷程分享，讓癌友們在抗癌的路上不孤單。

蔣曉文

温信學——台北榮民總醫院社工師

璀璨陽光將穿透癌友生命，期待你們成為「抗癌鬥士」，讓生活光彩重現、展現生命韌性，激勵人心！

蔡惠芳——三軍總醫院安寧病房資深社工師／諮商心理師

很多人都認為只要勇敢就能走過抗癌的歲月，重新找到自己。這樣的瞭解對於癌友而言，太過簡化一路走過來所必須要承擔以及學習的經驗。期待透過抗癌鬥士活動，讓我們更懂得珍惜每個人從困境中重生的故事！

郭俊開——第二屆抗癌鬥士

癌後，猶如風雨過後大地新長出的樹苗，在土壤的滋潤及四周花木的陪襯下，更能展現樹形之美，根莖支撐力之美，這份的分享與互助，讓人領受到生命的豐盛與美好。

蕭艷秋——博思智庫股份有限公司社長

能將正面的觀念能量，傳達給社會大眾，一直是博思智庫出版的核心理念。很榮幸今年參與台灣癌症基金會「抗癌鬥士」活動，有機會將癌症病友的激勵故事，分享給廣大的讀者，我覺得非常有意義，也非常開心。

希望這些能夠感動你我的生命鬥士案例，傳遍社會的每個角落。

台灣諾華

NOVARTIS caring and curing

1996年，汽巴嘉基（Ciba-geigy）和山德士（Sandoz）兩大公司合併為諾華公司，將總部設於瑞士的巴塞爾，台灣分公司隨之成立。「諾華」取其「許諾中華，開發嶄新生命科技」的意義，反映出諾華致力於研究與發展創新產品。諾華在台灣有台北、台中、高雄三所辦事處，全體員工約七百三十人。

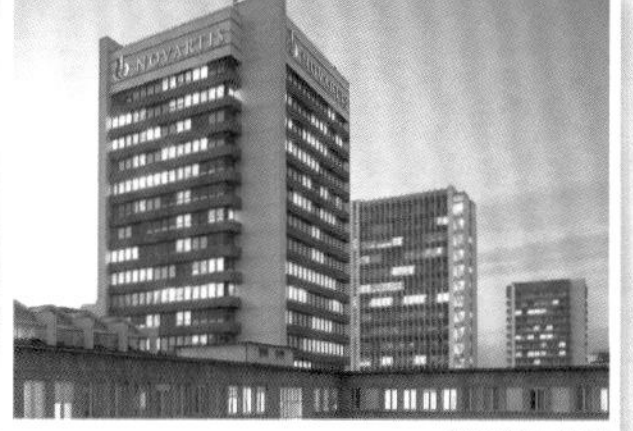

諾華瑞士總部

核心業務與產品

台灣諾華在心臟血管暨新陳代謝疾病、神經系統、皮膚疾病、呼吸系統、癌症、肝炎、器官移植、免疫系統、眼科等專業醫療領域中，提供醫藥相關產品。台灣諾華事業群包含：醫師處方用藥的創新藥物、愛爾康、疫苗與診斷、山德士學名藥與消費保健品（OTC指示用藥與動物保健）。

- Fortune World's Most Admired Companies 2011
  榮登財星雜誌2011年全球最受推崇製藥企業第一名
- Cheers "Most Admired Companies for Young Generation"
  榮獲快樂工作人雜誌2011年新世代最嚮往100大企業製藥與生物科技產業第一名

諾華生醫研發合作協定

2007年11月諾華與經濟部簽署「諾華生醫研發合作協定書」，攜手推動生技產業，並配合政府「生醫科技島」計畫，承諾在台灣對生醫研發積極投入。

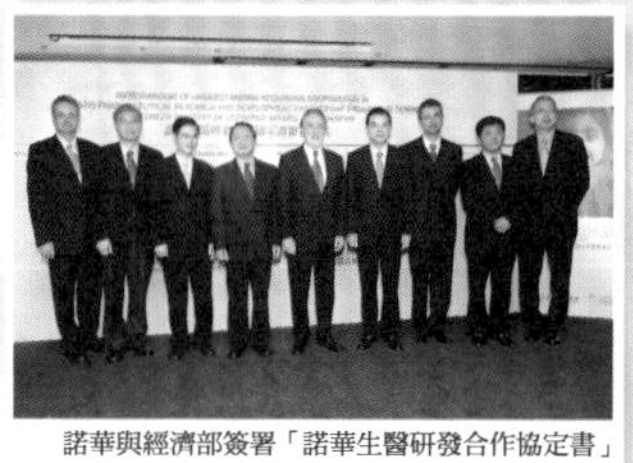

諾華與經濟部簽署「諾華生醫研發合作協定書」

諾華企業公民

台灣瑞士生物醫學研討會

自2006年起，每年舉辦「台灣瑞士生技醫學研討會」(Taiwan-Swiss Biomedical Symposium)；結合諾華全球研發總部、中研院等研究機構，與行政院科顧組共同協助拓展生技產業視野，促進交流合作。2011年主題為免疫疾病新藥研發。

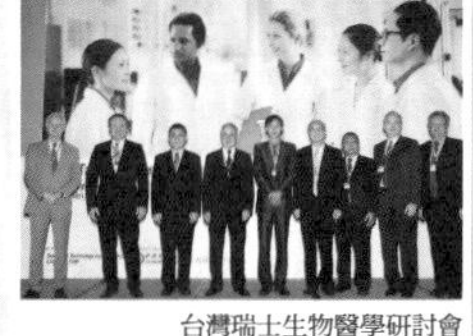

台灣瑞士生物醫學研討會

諾華國際生技菁英培訓營

「諾華國際生技菁英培訓營」由台灣諾華創辦於2004年，結合政府力量發掘與養成未來生技新秀。在行政院科顧組、經濟部及各大學的支持下進行。BioCamp從台灣出發，陸續在世界各地推廣。2007年起更擴大規模，成為諾華全球年度重要活動。

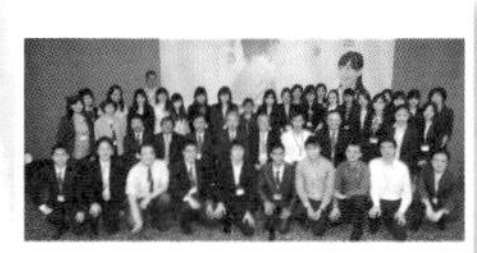

諾華國際生技菁英培訓營

諾華健康系列講座

自1994年全民健保開辦以來，台灣諾華與健保局、衛生署國民健康局攜手舉辦「諾華健康系列講座」。台灣諾華期許透過每年舉辦的健康系列講座，提供全民更普及、更深入的健康知識，讓基礎保健觀念落實，以保障全民的健康。

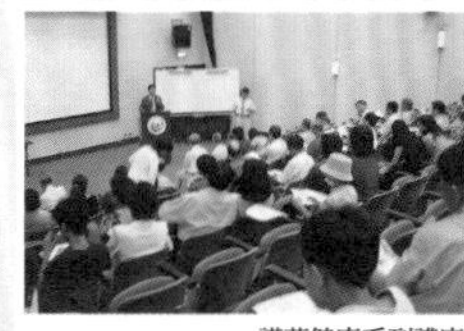

諾華健康系列講座

諾華世界關懷日

諾華自1996年成立以來，每年均選訂四月中的一天呼籲全球員工一起參與「諾華世界關懷日」，以落實企業公民的理念，積極回饋社會，用實際行動來關懷在地需要關懷的人。

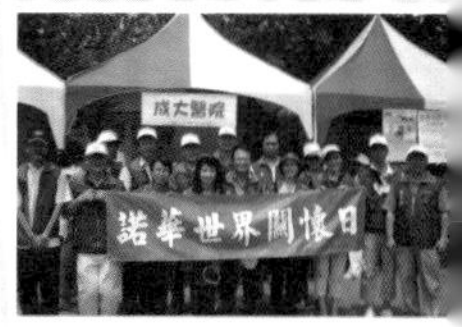

諾華世界關懷日

新光計畫

自2003年起，每年「諾華世界關懷日」當天，邀集各部門同仁造訪海拔1,700公尺的新竹縣尖石鄉新光國小泰雅族原住民小朋友，並贊助校外教學與舉辦諾華接待家庭活動。讓這群與大自然為伍的小朋友，探索及發掘更多與台灣相關的社會事務，也提供諾華同仁關懷台灣土地的機會。

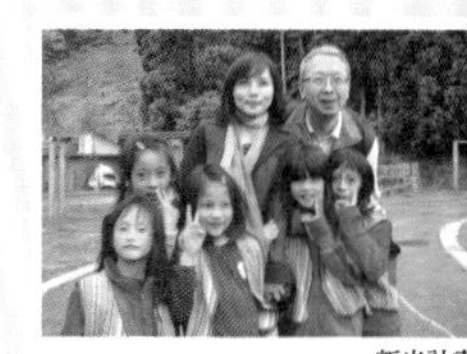

新光計畫

諾華慈善關懷計畫

台灣諾華於2007年開始與弘道老人福利基金會攜手合作，號召同仁北中南三區服務獨居無依，需要協助的長輩，展現諾華對社會的關懷。

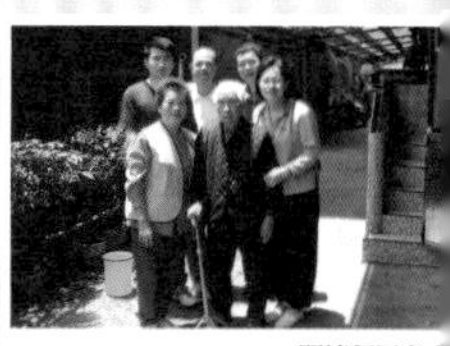

關懷獨居老人

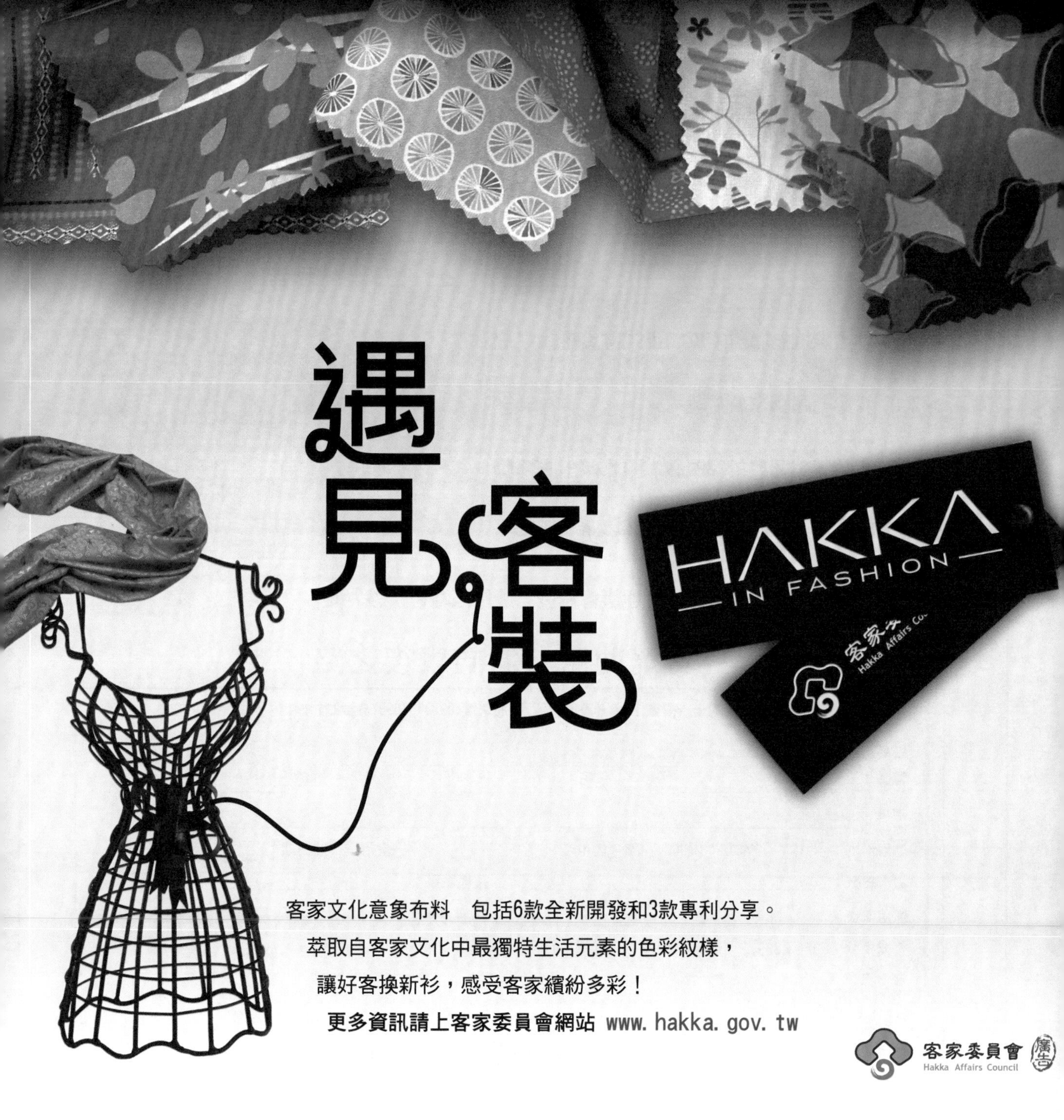
遇見客裝
HAKKA
IN FASHION
客家委員會
Hakka Affairs Council
客家文化意象布料　包括6款全新開發和3款專利分享。
萃取自客家文化中最獨特生活元素的色彩紋樣，
讓好客換新衫，感受客家繽紛多彩！
更多資訊請上客家委員會網站 www.hakka.gov.tw
客家委員會
Hakka Affairs Council
廣告

「癌」伸服務

2007年 北部總會癌友關懷教育中心
2010年 南部分會癌友關懷教育中心
與全國52家醫院資源連結，
將服務與關懷觸角延伸至各地

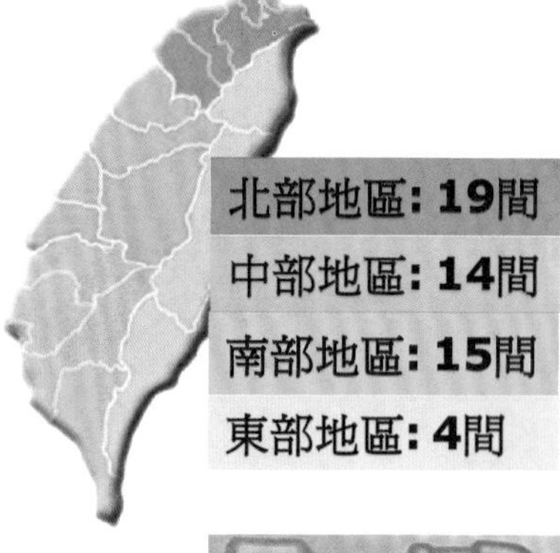

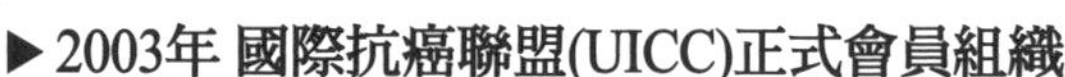

▶2003年 國際抗癌聯盟(UICC)正式會員組織

▶2007年 第七屆國家公益獎

▶2008年 榮獲美國農業部頒發「國際傑出服務獎」

▶2010年 榮獲衛生財團法人評核特優獎

▶2010年 榮獲聯合國經濟及社會理事會頒發「最佳策略合作夥伴獎」

您的愛心捐款　將幫助癌友邁向康復之路

信用卡捐款單 填寫信用卡授權書 回傳(02)87879222 並來電(02)87879907分機211 確認

姓名/公司：________________

電話：公(　)________　宅(　)________　傳真(　)________

地址：□□□________________________

信用卡別：□VISA □MASTER □JCB □聯合信用卡　信用卡有效日期：　月　年

發卡銀行：________________　授權號碼：________(無需填寫)

信用卡卡號：________________　持卡人簽名：________(需同信用卡簽名)

定期捐款：□月捐300元　□月捐500元　□月捐1000元　□月捐________元

單次捐款：________元

郵政劃撥

捐款劃撥帳號：19096916　戶　名：財團法人台灣癌症基金會

謝謝您的愛心!(將開立捐款收據 得以抵稅)

熱愛生命 攜手抗癌

建構無癌的福爾摩沙

一台灣癌症基金會

宗旨

推廣防癌觀念 促進國人健康品質
提升治療水準 增進國際經驗交流
落實癌友關懷 維護癌友權益

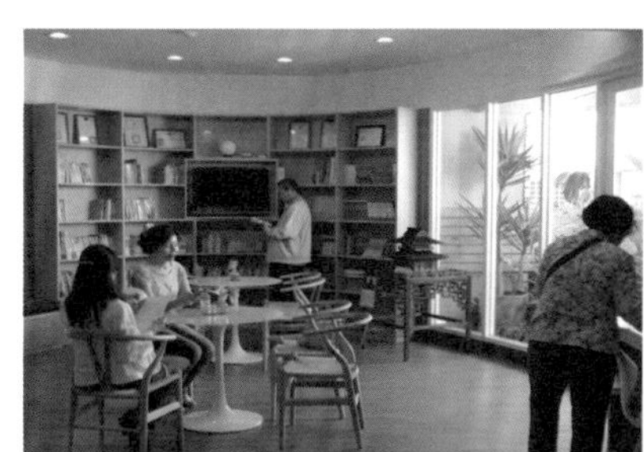

癌症防治宣導

生活防癌推廣 大眾防癌教育
主題癌症防治 癌症篩檢服務
國際合作交流 癌症學術研究

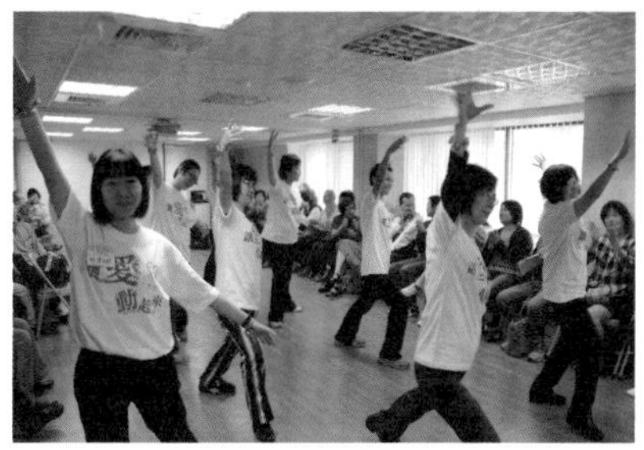

癌友服務

身心靈康復課程 醫護專業諮詢
癌友營養指導 心理諮商服務
癌友支持團體 癌友探訪關懷
出版癌症刊物 圖書雜誌借閱
頭巾毛帽贈送/假髮租借

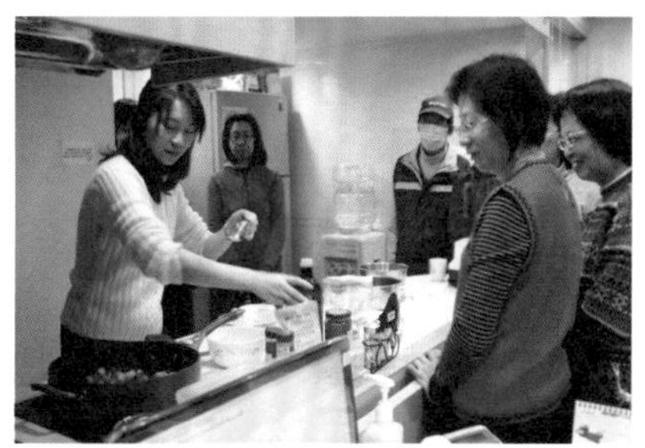

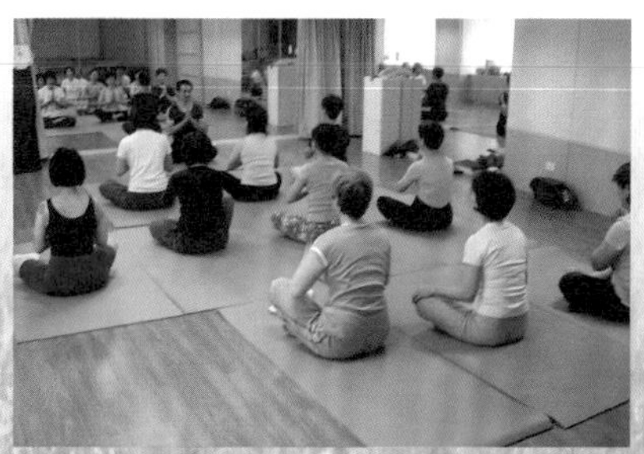

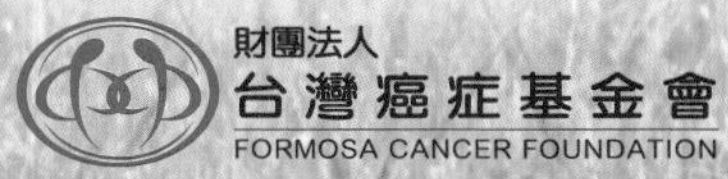

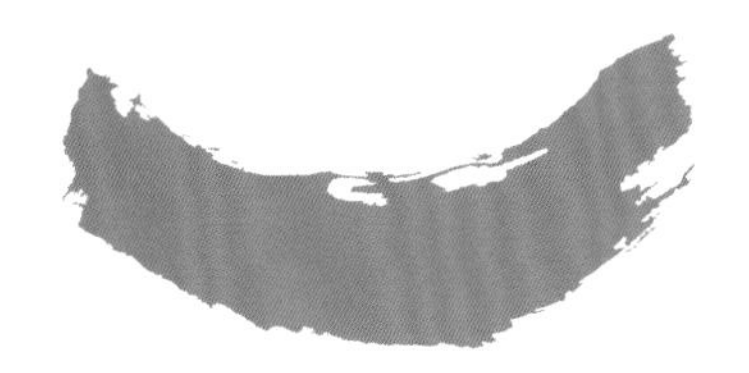

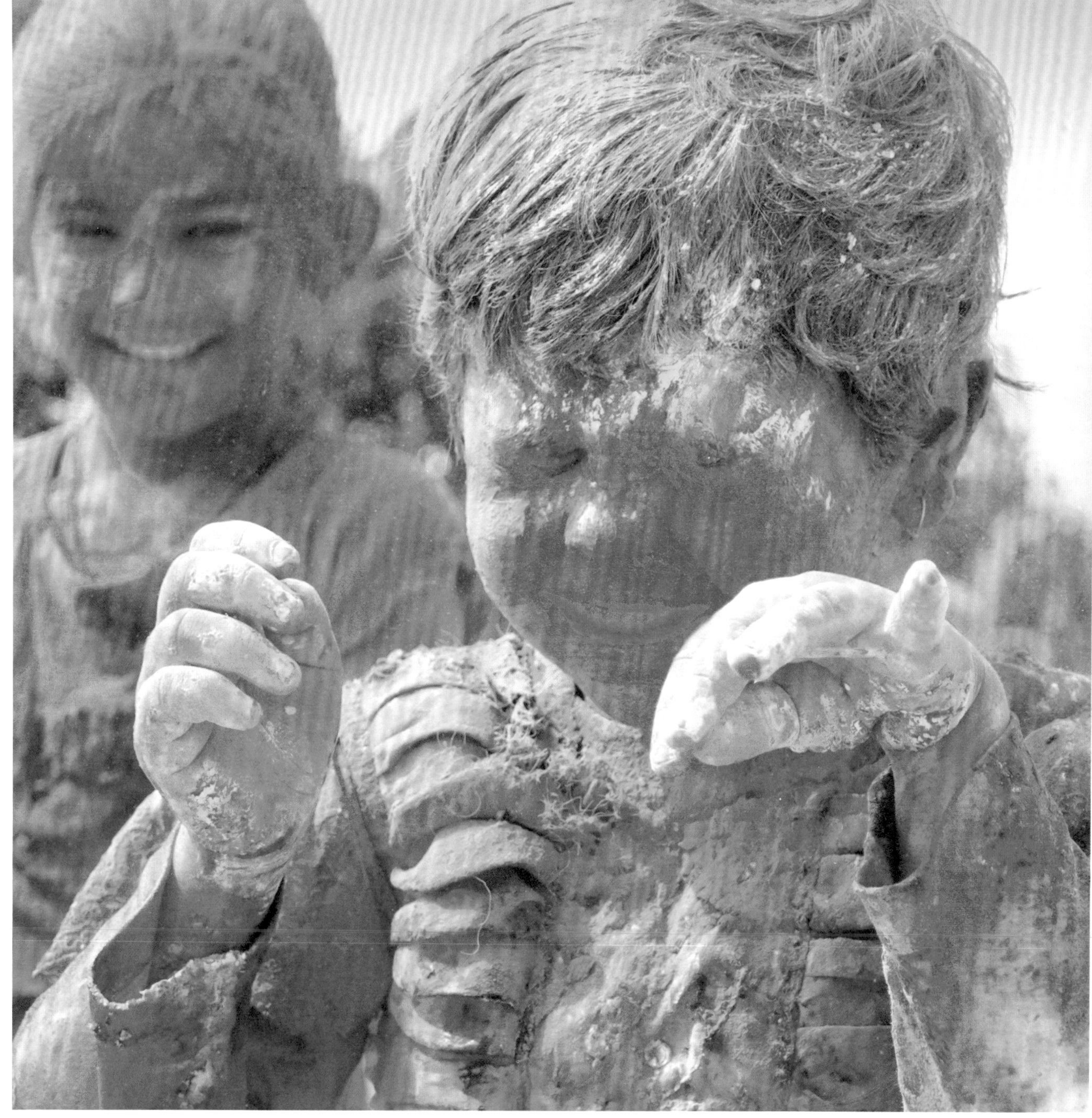

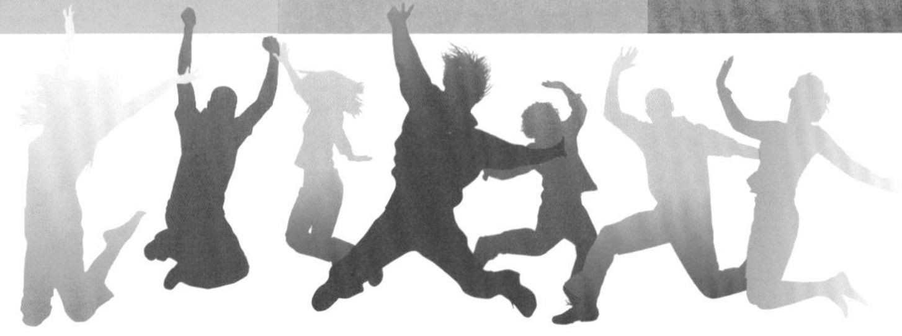

獎助學金及學術研究

★ 自 90 學年度起，共頒發 11 屆碩博士論文獎助學金，累計博士生 39 人，碩士生 117 人；獲獎論文學術價值普獲國際肯定。自 98 學年度起，獎助成績優異之博士研究生，專注於高品質學術研究，致力論文品質之提升。

★ 自 95 年起持續提供優秀之清寒大學生及研究生生活補助。

★ 93 年與輔仁大學經濟系共同籌設「勇源國際貨幣實驗室」，並持續贊助實驗室運作經費；每年固定舉辦的外匯模擬投資競賽已持續八年，在國內經濟學界具相當程度的影響力。

社會關懷與急難救助

★ 自民國 94 年起持續捐助澎湖縣境內清寒中小學生午餐經費，並提供低收入戶、家境清寒及突遭變故學子急難救助金，協助其順利完成學業。

★ 長期支持臺灣癌症基金會、兒童肝膽疾病防治基金會、中華民國腦性麻痺協會、育成社會福利基金會等，進行觀念宣導、疾病預防、病友關懷等相關活動。

★ 長期與聯合報系合作辦理暑期「偏鄉學童閱讀•寫作」活動，提升偏鄉學童寫作能力。亦共同主辦「弱勢團體公益藝術之旅暨準園生態體驗」活動，為偏鄉兒童及身心障礙者創造不同的生命體驗。

★ 自 100 年度起與臺灣科學教育館合作辦理「愛迪生出發學習活動」，邀請偏鄉地區或經濟弱勢之學童參加科學教育學習活動；受惠學童已逾萬人。

★ 自民國 98 年八八風災後，持續贊助屏東縣阿禮部落及大武部落學童課後輔導經費；亦陸續贊助嘉義縣阿里山鄉農民生財器具、太陽能板、微型貸款及青少年暑期營經費。

社會、文化、藝術及體育推廣

★ 自民國 93 年起，與社團法人八頭里仁協會共同推動國小 EQ 教育，已培訓近萬名服務志工，受惠學童逾十二萬人。

★ 長期支持國內外優秀樂團，如：國家交響樂團、亞洲青年管弦樂團、臺灣純絃…團體。

★ 自民國 99 年起與印刻文學生活誌共同主辦「全國臺灣文學營」，邀請兩岸三地知名作家授課；主題包括小說、散文、新詩、歌謠、戲劇、電影等。

★ 長期支持羽球、棒球、壁球…活動。921 地震後，自 93 年起持續贊助南投縣信義鄉由黃泰吉教練領軍的空手道隊訓練經費。

聯絡我們

電話：　(02) 2501-5656 分機 214 黃淑青、分機 216 胡毓涵、分機 217 孫慶祖

E-Mail：　cher@eyon.com.tw, hoodie@eyon.com.tw, susanne@eyon.com.tw

傳真：　(02) 2500-0026

交通資訊

地址：　台北市民生東路二段 161 號 4 樓

交通方式：捷運→捷運行天宮站 2 號出口，步行約 5-7 分鐘。
公車→277、505、518、612、612(區間)、72(直達)、643、博愛公車至[救國團 1 站]下車。

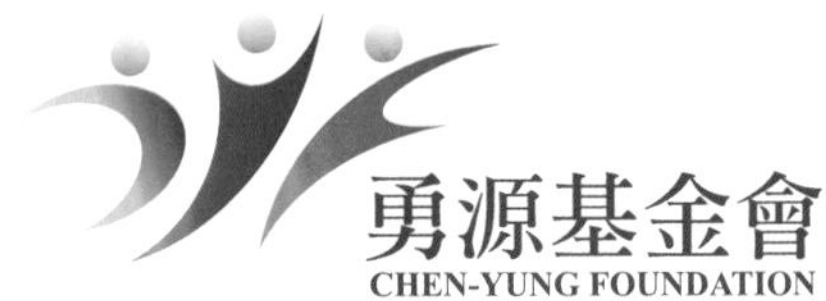

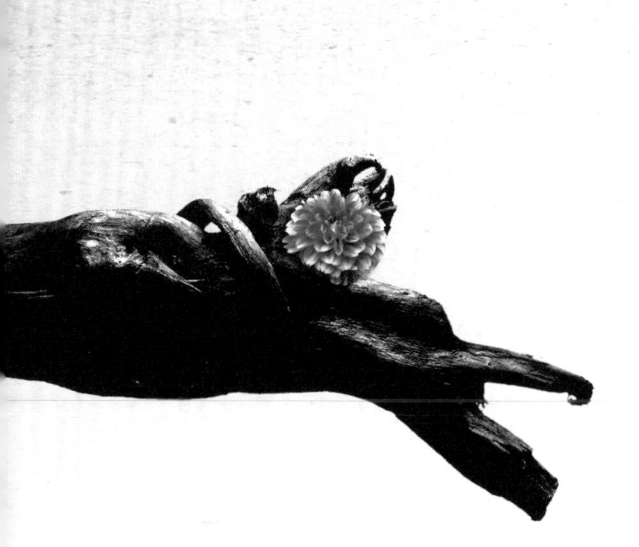

面對生命突如而來的艱難，
轉念，即是天堂。

博思智庫股份有限公司
博思智庫粉絲團　Facebook.com/broadthinktank

GOAL 08

懸崖邊的幸福
10位抗癌鬥士的愛與勇氣

發行單位　財團法人台灣癌症基金會
總召集人　彭汪嘉康
總 編 輯　賴基銘 | 蔡麗娟
專案企劃　閔芳駒 | 薛維萩
文字編輯　王妤君 | 閔芳駒 | 游懿群 | 葉淑玲 | 薛維萩
專家協力　林慧芬 | 曹昭懿 | 溫信學 | 陳莞音 | 陳宜君
攝影協力　孫道傑

編　　著　財團法人台灣癌症基金會
執行編輯　吳翔逸
美術設計　羅芝菱
行銷策劃　李依芳

發 行 人　黃輝煌
社　　長　蕭艷秋
財務顧問　蕭聰傑
出 版 者　博思智庫股份有限公司
地　　址　104台北市中山區松江路206號14樓之4
電　　話　(02) 25623277
傳　　真　(02) 25632892
總 代 理　聯合發行股份有限公司
電　　話　(02)29178022
傳　　真　(02)29156275
印　　製　永光彩色印刷股份有限公司
第一版第一刷　中華民國103年1月

國家圖書館出版品預行編目資料

懸崖邊的幸福：10位抗癌鬥士的愛與勇氣 / 財團法人臺灣癌症基金會作. -- 第一版, -- 臺北市：博思智庫出版：臺灣癌症基金會發行, 民103.01
面；　公分
ISBN 978-986-89448-7-9(平裝)

1. 癌症 2. 病人 3. 通俗作品

417.8　　102024717

定價280元　ISBN 978-986-89448-7-9　